知って納得！薬のおはなし

足立博一

幻冬舎ルネッサンス新書
232

はじめに

私が学生時代を過ごした金沢大学薬学部には当時「どくにんじん」という学部内投稿者によるガリ版刷りの定期刊行物がありました。私はそこに「薬という字は草を頭に被って楽になると書く。つまり本来、薬とは植物を使って病で苦しむ体を楽にするのが役割だ」と書いた記憶があります。多種類成分が含まれる植物から薬効を持った単一成分を精製し、さらにそれを基にして薬理活性の高い成分を人工的に変化・合成するなどの歴史を通じて薬学は、薬自体の科学（有機化学、分析化学等)、薬と人の相互作用の科学（薬理学、薬物動態学等)、そして人自身の科学（生化学等）の３分野に分かれ多様性を持ちながら発展し、現在はより医療に沿った研究分野にも分かれています。

その多様性は薬学部卒業生にも影響し、私の知る人たちは病院や保険薬局の薬剤師、製薬会社の研究者やＭＲ、医薬品卸会社社員、大学の教育・研究者、行政関連職員、医師への転職、病院事務長、さらに薬学とはまるで無関係の専業主婦、税理士、漫画家などになっていきました。

私は病院（通算19年）と保険薬局（通算６年）の薬剤師の道を選択した後、これまでお世話になった職場の理解も得ながら薬局支援業務（Pharmacy Assistance Service）を目的とした会社を設立して独立しました。PAS kara News（パスカラニュース）は、独立した約１年半後の平成19年（2007年）１月から始めたニュースです。主に保険薬局の薬剤師から相談された内容や私自身が疑問に思った内容を、時には科学的に考察し、時には想像たくましくした結果をニュースにまとめて契約薬局薬剤師向けに、さらに私と個人的・法人的にメール交換した方々に公開してきました。

ある現象に対して疑問を持ったとき、なぜそれが起こるかの仮説を立てると思います。そしてその仮説を証明するために、実験もしくは研究が開始されるでしょう。その結果、その仮説が裏付けられるか棄却されます。その過程を人は科学と呼ぶと思うのですが、私のパスカラニュースの考察内容のほとんどが仮説止まりになっています。

大学病院時代の上司は「日常業務の中に研究課題が転がっている」とよく言われていましたが、現場を離れた今になってその意味が理解できるようになりました。一方で、現場を離れたからこそ私には見えてきたような気もしています。人生とは皮肉なものだと思わざるを得ません。

ニュースの内容については面白い、役に立つ、難解過ぎる、間違っている、言い過ぎている、本にしたら……などの意見をたまに頂いています。2021年１月現在で本ニュースも350号になりました。そこで一度まとめてみようと思い立ち、言い過ぎた部分や誤った部分などをできるだけ修正して、いくつかのテーマ別にまとめて１冊の本にしてみました。先に書いたように多くの項目が仮説止まりで、問題提起型になっています。したがって、薬の専門家からみるとSF（Science Fiction：科学的空想話）ならぬPF（Pharmaceutical Fiction：薬学的空想話）と感じられるかもしれませんが、そのような視点で読んでもらっても面白いかもしれません。

薬は良い働きと悪い働きの両方を持っています。薬は良くないと決めつける人もいますが、体の不調を良くしようと働く体の力をサポートしてくれるのが薬の本来の働きのはずです。必要に応じて適切に薬を使うことが大事だと思います。適切に薬を使う意味を考える上で、本書の問題提起が解決のヒントになれば幸いです。

また理系の不可解な数式も随所に掲載しましたが、薬剤師以外の一般の方々にも本書をのぞき見してもらい薬を改めて考えてもらえる機会になればよいかなと思っています。

なお、今回選択しなかったニュースは下記ホームページで公開しています。

https://www.adachipas.com

※本文中の添数字はPAS kara Newsの対応号数を示します。

※本文で出典を明記していない図表は筆者自身の作成によるものです。

※本文の内容はニュース発行当時のままの部分も多いため、実際に内容を応用される方は必ず現時点での薬の添付文書等を確認してからにしてください。

目次

第１章
薬の効果と血液中薬物濃度

一般に薬は血管の中に入り、血液に溶け込んで全身を巡るうちに、目的の部位に到達して効果を発揮します。例えばある種の血圧を下げる薬であれば、血管細胞のある部分に到達すると血管が広がって血圧を下げます。

図1は縦軸が薬の血液中の濃度、横軸が薬を飲んでからの時間経過を表した図です。通常、薬を飲むと比較的早く血液中に現れ、ピークを迎えてからは比較的ゆっくりと血液中から消えていきます。

血液中の濃度が薄いときは薬の効果は出てきません(無効域)。図1の無効域と有効域の境目を最小有効濃度と呼び、さらに薬の有効域に入ります。有効な濃度域を超えると、薬は副作用を発生する中毒域に入ってしまいます。有効域と中毒域の境目は最小中毒濃度と呼びます。さらに血液中の濃度（以下、血中濃度とします）が上昇すると死に至る場合があります。中毒域と致死濃度の境目は最小致死濃度と呼んでいます。私たちが利用する薬

図 1　血中濃度と効果の関係

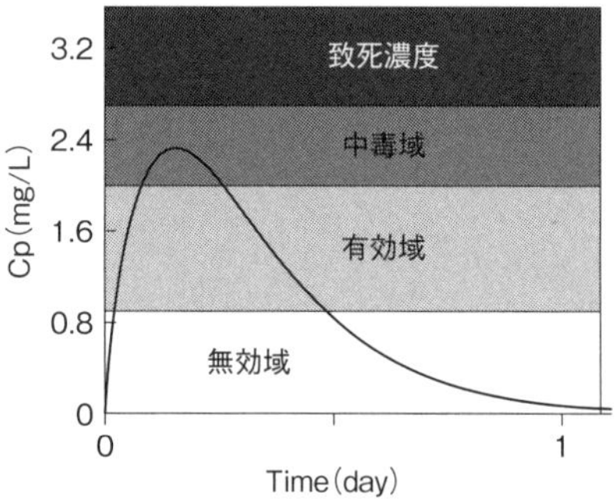

は有効域の中に常用量が設定されていますので、血中濃度がピークなっても中毒域には達しないわけです。

以上が原則になるのですが、体の状態によって常用量を使っても中毒域になったり、有効域でも本来期待する薬の効果以外の反応が起こり、それが副作用になる場合もあります。

１）薬は飲み始めてからいつ頃に効いてくるのか？[145)、151)]

痛み止めの薬は、今ある不快な痛みを和らげたいわけですからすぐに効いてくれないと困ります。一方で、飲み始めて何日かたってから安定した効果が出てきてもよい薬には高血圧の薬があります。

図１の血中濃度のグラフを見てください。薬を飲み始めてから血中濃度が最高になるまでの時間を最高血中濃度到達時間（T_{max}）と呼び、そのときの血中濃度を最高血中濃度（C_{max}）と呼びます。その後、ゆっくりと血液中からなくなっていくのですが、その下がり具合の指標として血中濃度半減期（$t_{1/2}$）があります。つまり、元の血中濃度の半分の血中濃度になるまでの時間になります。多くの薬はこの半減期に従って血中からなくなっていきます。

①すぐに効いてくる薬の特徴

半減期の短い薬と言ってよいでしょう。ジクロフェナクという痛み止めの薬は半減期が1.2時間と短い薬です。

一般に薬を飲んでから半減期の４～５倍の時間を経過すると元の濃度の6.25～3.1％（0.5^4～0.5^5）程度にまで減少しますから、臨床的にほとんど意味がない量になります。ジクロフェナクは頓用（１回服用）でも痛みが十分止まりますから、１回服用のC_{max}付近の血中濃度で効果が十分に出る薬になります。しかし６時間もたつと血中濃度が下がり過ぎて効果はなくなります。痛みが継続する場合には血中濃度が下がり過ぎる前に次の分を服用する必要がありますから、関節リウマチや腰痛症など持続する痛みにジクロフェナクを使う場合は、１日３回飲む必要が出てきます。図２はジクロフェナクを１日３回飲んだ場合の血中濃度の推移を見ていますが、血中濃度が下がり切る前に次の投与が行われていることが分かります。半減期の短い薬は１日数回飲まないと効果が持続しないわけです。ジクロフェナクの場合は徐々に薬が放出されるように工夫された製品（ボルタレン®SR等）があり、それは１日２回の服用で痛みが取れるのですが、逆に即

図 2　ジクロフェナク血中濃度模式図

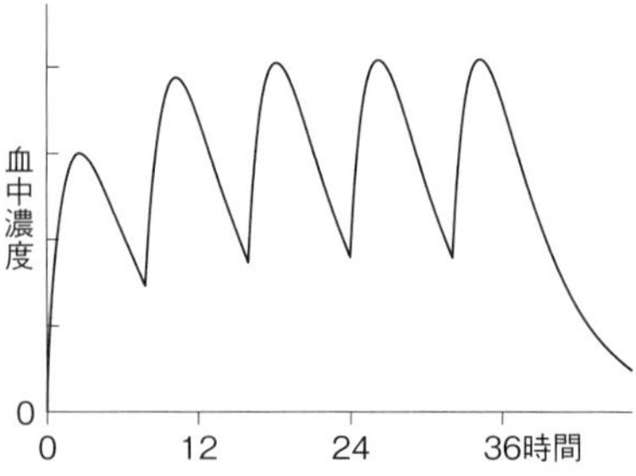

効性に欠けるため頓用では使いにくい薬になっています。

②ゆっくりと効いてくる薬の特徴

こちらは半減期の長い薬と言ってよいでしょう。血圧を下げる薬のアムロジピンの半減期は36時間とかなり長い薬です。この薬は１日１回服用すればよい薬ですが、その血中濃度の推移を見ると図３のようになります。

血中濃度が下がり切る前に次の投与が繰り返されるので、次々と血中濃度が継ぎ足されかなり高い血中濃度で安定していることが分かります。この高い血中濃度の位置で上下動を繰り返す状態（矢印間）を定常状態と呼んでいます。定常状態の存在する薬はその付近になった頃合いに安定した効果を発揮します。そして、定常状態に達する時間は半減期を４～５倍経過した付近になります。前述のように薬の効果がなくなるのも半減期の４～５倍経過後で、数字が一致しているので覚えやすいかと思います。私はざっくり4.5倍と覚えています。

図 3　アムロジピン血中濃度模式図

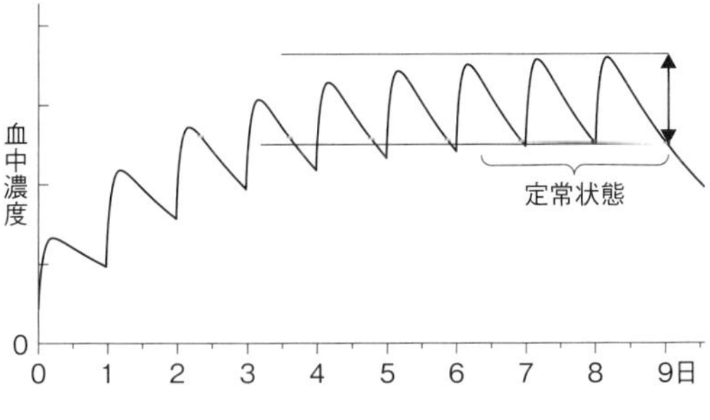

従ってアムロジピンの場合は、単回投与のC_{max}では血中濃度が低くて効果は期待できず、4.5半減期後の162時間後、つまり大体１週間後くらいから安定した血圧低下作用が期待できる計算になります。高血圧治療では急激な降圧作用はかえって良くなくゆっくりと血圧を下げるのが良いとされていますから、ちょうど良いあんばいの薬と言えるでしょう。

③定常状態のない薬とある薬の区別

①で示したジクロフェナクは半減期が短いため１日３回投与しましたが、図２を見ると図３と同じように定常状態があるように見えます。しかし１回目に投与したC_{max}と第２回目以降のC_{max}は図３のような高い血中濃度にならず、ジクロフェナクの１日３回投与では定常状態が実質ないと見なせます。さらに血中濃度の下がり具合も大きいため、次の服用時間を守らないとすぐに痛みが再燃する人も出てくる可能性があります。

定常状態のあるなしを判断するには、投与間隔（τ）の中に半減期（$t_{1/2}$）がいくつあるかで見る方法があります。

定常状態なし：$\tau/t_{1/2} \geqq 4$

定常状態あり：$\tau/t_{1/2} \leqq 3$

☛３～４の間は適宜判断することになります。

ジクロフェナクの場合は、τ（８時間）÷$t_{1/2}$（1.2時間）＝6.7＞４　→定常状態なし

アムロジピンの場合は、τ（24時間）÷$t_{1/2}$（36時間）

＝0.7＜３　→定常状態あり

となります。

④何にでも例外はある話

③項までの話で次のような結論が出てきます。

（１）薬効がなくなるのは投与中止後４～５半減期経過時

（２）定常状態に達するのは投与後４～５半減期経過時

（３）定常状態のない薬：投与したその日から効果が出る。

（４）定常状態のある薬：定常状態に達したあたりから安定した効果が出始める。

（1）と（2）に当てはまる薬は、血中で消失する速度が一次速度式に当てはまる薬です。消失速度がその場にある薬物濃度に比例するタイプという意味なのですが、多くの薬がこのタイプなので、上の考え方がほぼ当てはまると考えてよいでしょう。しかし、全ての薬がこの原則に当てはまるかというと実はそうではありません。大原則として覚えておいて良いのですが、この原則の例外の典型例をいくつか示しましょう。

１．投与中止後４～５半減期後に薬効がなくならない例

❶スタチン系薬剤

脂質異常症の薬で主に血中のコレステロール値を下げる薬です。プラバスタチンなど現在６種類の成分が臨床で利用されています。主な作用は、肝臓にあるコレステロール合成酵素の一つHMG-CoA還元酵素を阻害してコレステロールを作れなくする作用ですが、機序はさらに

続き、肝臓内で不足し始めたコレステロールを補給しようとして肝臓はLDL受容体の合成を促進させて血管と接する肝臓表面に移動させます。すると血液中にあるコレステロールを含むLDL（低比重リポタンパク質）がLDL受容体に結合して、そのまま肝臓内へ取り込まれます。LDLに含まれるコレステロールは肝臓内で受容体から離されて利用され、残ったLDL受容体は再び肝臓表面へ移動して血液中のコレステロールを捕捉します。いったんできたLDL受容体はその寿命が尽きるまでコレステロールを血中から肝臓へ引き込む結果、血中コレステロール値が低下します。例えばプラバスタチン（半減期：2.6時間）を服用している人が服用を中止したとき、血中のプラバスタチンは4.5半減期後の12時間後にはなくなってしまいますが、既に作られたLDL受容体がしばらく生き残りますので薬効は持続します。

　この性質を利用して１日おきの投与も見られますが、患者さんによっては「飲み方が複雑になった」と言って薬の飲み忘れにつながる場合も出てきます。

❷カルベジロール

　交感神経系β_1受容体の遮断薬で高血圧などへの適応症を持っています。この薬の半減期は10mg服用時は3.6時間、20mg服用時は7.8時間です。そして１日１回の投与で安定した血圧低下作用を示します。先ほどの定常状態のあるなし式で計算しますと

　　　10mg服用時：24÷3.6＝6.7（＞４）　⇒定常状態

はなし

20mg服用時：24÷7.8＝3.1　　⇒定常状態の有無は微妙

次の投与までにかなり血中濃度が下がるのに、なぜ一日中安定した降圧効果を示すかが不思議になりますが、これはカルベジロール本体の脂溶性の高さにあります。血中に入ったカルベジロールはその脂溶性の高さから、すぐに細胞膜の脂質二重膜に埋め込まれます。血中から早々に姿を消しても、細胞膜に埋め込まれたカルベジロールが持続的に同じ細胞膜上にあるβ_1受容体を阻害するために降圧効果が持続するといわれています。

これらの他にも半減期の短い一部の糖尿病治療薬は受容体との結合が強いため血中濃度が低くても効果が残り、低血糖になりやすいなど、例外を挙げ始めると切りがないかもしれません。

２．定常状態のない薬でもすぐに効果が出ない例

●エプレレノンとベプリジル

ある研修会に参加していたとき、高血圧と心房細動を合併した患者さんにエプレレノン（１回50mgを１日１回）とベプリジル（１回100mgを１日２回）が追加された例が示され、定常状態の有無の観点からどのような服薬指導をすればよいかという問いかけがされました。これら２薬の投与間隔τ、半減期$t_{1/2}$、$\tau / t_{1/2}$、定常状態の有無は表１のようになります。

この研修会での正解は「エプレレノンは定常状態がな

表 1　定常状態の有無

	投与間隔 τ	半減期$t_{1/2}$	τ /$t_{1/2}$	定常状態
エプレレノン	24時間	5時間	4.8	なし
ベプリジル	12時間	80時間	0.15	あり

いので飲んだ当日からすぐに効いてきますが、ベプリジルは定常状態になる頃、つまり2週間で安定した効果が期待できます」でした。ベプリジルは確かにそうかもしれませんが、エプレレノンはどうでしょうか？　エプレレノンの作用機序は腎臓の集合管のミネラルコルチコイド受容体に体内成分アルドステロンと拮抗して、アルドステロンの作用を弱めて効果を出す薬です。アルドステロンは直接Na再吸収やK分泌を行うのではなく、アルドステロンが受容体と結合し、その複合体がDNAレベルでアルドステロン誘導タンパク質（AIP）を発現して、そのAIPが効果を発揮します（ただし、アルドステロンを含むステロイドホルモンの作用の一部にはDNAを介さず直接作用するという報告もあります[350)]）。いったん誘導されたAIPが体内からなくなる（つまり分解される）までには、ある一定時間を要します。エプレレノン投与でAIP合成を止めたとしても、残存AIPがある限り、エプレレノンの効果はすぐには出てこないという結果になります。残念ながらAIPが分解されるまでどれだけの時間を要するかは分かりませんが、第三者の寿命の長さに効き目を依存するような薬はいくら定常状態がなくても、その日のうちに、すぐ効果が出るとは限らないと思

われます。

３．定常状態に達しても薬効が十分でない例

❶パロキセチンなどの抗うつ薬

脳内の選択的セロトニン再取り込み阻害薬に分類される、うつ病に利用される薬になります。脳内の神経をつなぐ部分にセロトニンという神経伝達物質が不足するとうつ病になるといわれています。抗うつ薬はセロトニンが標的の受容体へ到達する前に神経終末に再取り込みされるのを防ぎ、セロトニン不足を解消する薬です。この薬の半減期は約14時間で、１日１回服用します。定常状態のあるなし式からは24時間÷14時間＝1.7＜３で定常状態のある薬になります。すると定常状態に達する時間を4.5半減期後とすると、63時間後（約３日後）になります。服用してから３日後には安定した抗うつ効果が期待できるという計算になるのですが、一般に抗うつ薬の効果判定は２週間以降とされています。これは脳内での神経伝達物質が十分に蓄積されるのに必要な時間ともいわれています。定常状態になっても十分に薬効が発揮されないという例になります。

❷リスペリドンなどの統合失調症治療薬

これらの薬も脳内にある神経伝達物質に関連する薬になります。統合失調症の原因は脳内ドパミンやセロトニンの作用過剰によるとされるので、これらの神経伝達物質の作用を抑える薬ですが、やはり効果判定には２～４

週間を必要とするとされています。定常状態になるにはリスペリドンの活性化体で約４日かかりますが、効果判定にはさらに日数が必要な薬になります。一方で、速効性の作用を期待して頓用でも用いられる少し不思議なタイプの薬です[346]。

薬自体の直接作用ではなく、間接的に関与する薬の場合はどうやらタイムラグが生じてしまうようです。

⑤まとめ

科学的な根拠に基づく薬の大原則を押さえておき、現実には大原則に当てはまらない例外も多々あると思っておいた方がよいでしょう。薬の相手は千差万別の人間たちなのですから。

２）薬を飲み忘れた！　どうすればよいのか？[157]

この問題に対する回答は個々の薬の性質（食直前・食直後・起床時・空腹時服用に意味のある場合など）によるため、一概にこれだという結論は出せないと思いますが、よくある表現は次のようになります。

（１）気が付いた時点ですぐに服用してください。

（２）次の服用時間が近い場合には１回分を飛ばして、次の服用時間に服用して、決して飲み忘れた分を含めた２回分を服用しないようにしましょう。

ここで気になるのは、②の「**次の服用時間が近い場合**」の近い場合とはどれくらい近い時間なのか？です。手元にある10年近く前の関連記事では「**１日３回服用の**

薬は、次回服用まで４時間以上、１日２回の場合は５時間以上、１日１回の場合は８時間以上空けましょう」とありました。一つの基準として考えるには良さそうですが、一律にどの薬でもこのやり方でよいのかという疑問から、半減期が異なる薬を日本TDM学会で紹介されている無料ソフト「Qflex」を利用してシミュレーションしてみた結果を紹介します。詳細はパスカラニュース157号を参照していただくとして、結果だけを記載すると表2のようになりました。

　ここで気を付けるべきは全ての薬について、次の服用時間まで空けてよいのかという問題です。血中濃度がある一定範囲内に収まるように等間隔で服用することに意味がある薬の場合は、次に服用する時間が近くてもすぐに服用して、その次の服用はできるだけ本来の間隔になるように時間をずらす服薬指導が必要になると思われます。そのような薬には以下のような薬が考えられます。

　抗てんかん薬（てんかん発作予防）、テオフィリン薬（喘息発作予防）、狭心症用薬（狭心症発作予防）、抗不

表２　空ける時間と半減期

１日服用回数	次回まで空ける時間	半減期条件
１日１回	12時間以上	どの薬も可
１日１回	８時間以上	20時間以上
１日２回	８時間以上	どの薬も可
１日２回	５時間以上	10時間以上
１日３回	４時間以上（３時間でも可）	どの薬も可

整脈薬（心房細動発作予防)、ジゴキシン製剤（心臓発作予防)、抗生物質や抗ウイルス薬（病原体対策)、麻薬性鎮痛薬（突発痛予防）　など思い付いた限りを書きましたが、当然他にもあるはずで個々の薬剤師の判断が必要になるでしょう。

まとめ

飲み忘れに気が付いた時点で薬を飲むのが一番良いと思いますが、次に飲む時間をいつにするかが問題になります。いつも通りに飲んでいると血中濃度が高くなり過ぎる場合もありますから、一定期間を空けるとよいのですが、不自然な時間になってしまい不都合です。多少の時間のずれはあってもよいですから、できるだけ元の服用時間に戻せるように工夫する必要があるでしょう。薬の性質にもよりますから一般の方は薬剤師のアドバイスを聞いていただきたいと思います。

3）薬を飲み忘れたとき、２倍量飲むとどうなるのか？[314)]

本章２）項の中で薬を飲み忘れた際の常套文句を紹介しましたが、今回はその中の「決して２回分を１度にのまないように」を取り上げます。

①決して２回分を１度に飲まないようにとは

この解釈は恐らく定常状態の有無、つまり薬の血中濃度半減期と投与間隔の関係で変わってくると思われます。

一般に投与間隔（τ）の間に半減期（$t_{1/2}$）が4つ以上入るような投与方法の薬であれば定常状態がない薬で、3つ以下のような投与方法の薬であれば定常状態がある薬といわれています（第1章－1）項）。

1．定常状態のない薬（条件：$\tau \div t_{1/2} \geqq 4$）

一般に半減期が短くて1日3回服用するような薬になりますが、ここでは過活動膀胱に利用される抗コリン薬オキシブチニン（先発薬ポラキス®）を例に挙げましょう。半減期は約1時間で1日3回投与の薬になりますから、8時間÷1時間＝8＞4で、定常状態が無い薬の典型例といえるでしょう（図4）。

Qflexを利用した血中濃度シミュレーションは図4のようになります。1回飲み忘れて5時間もしないうちに血中濃度はゼロレベルになり、もし次の服用時間に2回分を飲むなら血中濃度が2倍になるのは明らかで、必ず

図 4　オキシブチニンの血中濃度推移

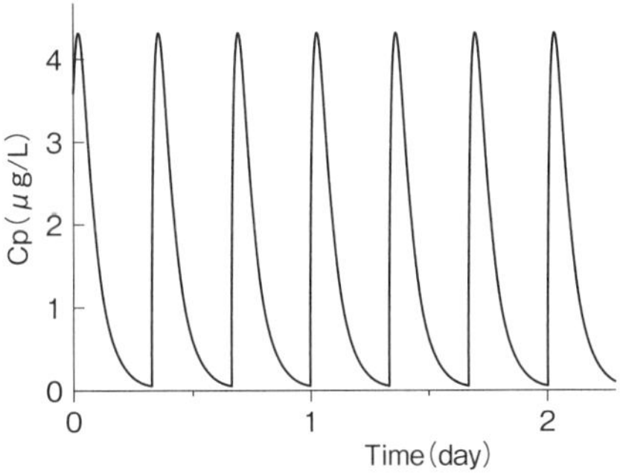

や薬理作用型の副作用が現れるはずとなります。

2．定常状態のある薬（条件：$\tau \div t_{1/2} \leqq 3$）

半減期の長い薬が定常状態のある薬になりますから、ここではCa拮抗薬で降圧薬として利用されるアムロジピン（先発薬ノルバスク®）を例に挙げましょう。半減期は約36時間で１日１回投与の薬ですから、24時間÷36時間＝0.67＜３で、定常状態がある薬の典型例といえるでしょう。

図５はアムロジピンを１日１回５mg飲み続けた場合の図ですが、試しに次のように３つの飲み忘れ対策をした例を紹介してみます。

（1）初めて（0day）飲み始めてから毎日飲んでいましたが、８日目の薬を飲み忘れて、気がついたのが遅かったため次の服用時間に通常量の５mgを飲み翌日５mgを飲んだ（図６のａ）。

図 5　アムロジピンの血中濃度推移

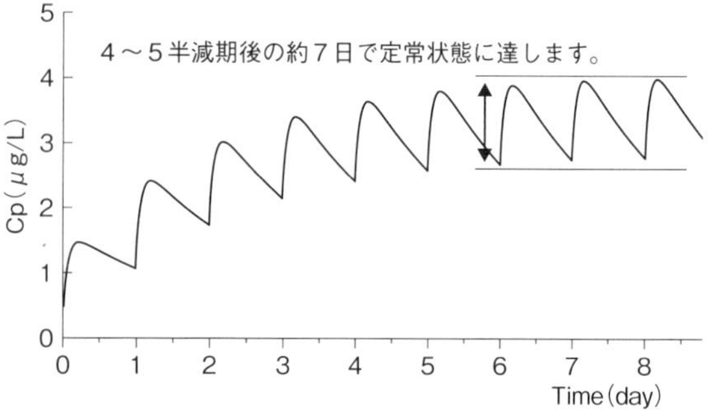

☛薬剤師の説明通りに飲んだのに血中濃度が上がらず、血圧がしばらく高めだった。

（2）**同様に毎日飲んでいましたが、８日目を飲み忘れて、気がついたのが遅かったので次の服用時間に通常量の倍量10mgを飲んで、さらに翌日は通常量５mgに戻して飲んだ（図６のｂ）。**

☛薬剤師の説明を守らず倍量を飲んでしまったため、血中濃度が少し高くなり副作用が出るかも。

（3）**同様に毎日飲んでいましたが、８日目どころか９日目も忘れて、気が付いたのが遅かったので次の服用時間に通常量の倍量10mgを飲んだ（図６のｃ）。**

☛薬剤師の説明を守りたかったが、さすがに２回忘れたので倍量を飲んで翌日は薬剤師の説明を守って通常通り５mgを飲んだら、意外に血中濃度は適切な位置にきて血圧も良かった。

図６　飲み忘れ時の血中濃度推移

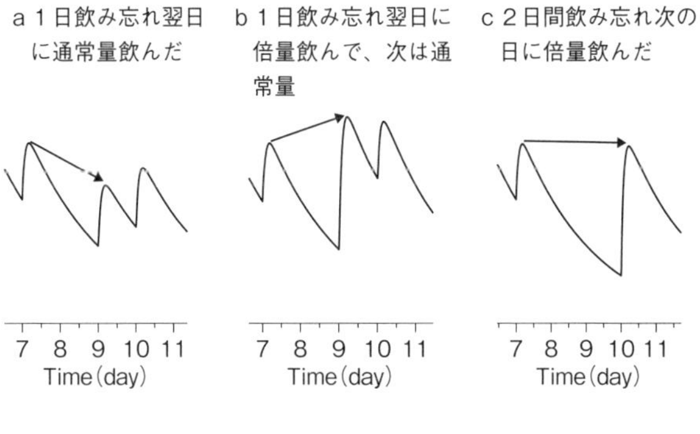

②まとめ

・半減期が長い薬ほど、そして飲み忘れてからの時間が長いほど、定期の服用時間に２回分を一度に飲むと血中濃度がすぐに適切な濃度に回復することが分かります。つまり２回分を飲んでは絶対ダメとは言い切れない薬もあるようです。場合によって1.5回分を飲めばよいという薬もあります。

・ただ現実的には２回分の薬を一度に飲むと急速に血中濃度が上昇することで生じる思いもかけない副作用が出る可能性もあるので、安全性を考慮して常套文句通り、飲み忘れた分を合わせた２回分を飲まないようにと指示するのが患者さんに最も分かりやすく、指導する薬剤師も説明しやすいでしょう。

・しかし血中濃度を速やかに回復した方が良い緊急性を要するタイプの薬（２）項で示した抗てんかん薬等）では悠長に時間を空けていられないかもしれません。飲み忘れに気が付いたときに、すぐにいつもの量を飲ませて次に飲む間隔を適宜空ける応用力を生かせるかどうかでしょう。一般の方はぜひともかかりつけの薬剤師に尋ねてください。

４）ロコア®テープを剥がした後の対応[192)]

ロコア®テープとは主成分エスフルルビプロフェンが40mg含有された１日１回貼付の変形性関節炎用の貼り薬です。エスフルルビプロフェンはフルルビプロフェン（アドフィード®）の光学異性体のＳ体で活性本体です。

もともと皮膚吸収の良い成分ですが、基剤を工夫してより皮膚吸収を良くした製品になっています。

使用上の注意には「本剤投与時は他の全身作用を期待する消炎鎮痛剤との併用は可能な限り避けることとし、やむを得ず併用する場合には、必要最小限の使用にとどめ、患者の状態に十分注意すること」というただし書きがあります。ただ都道府県によっては「本剤と鎮痛消炎剤（アセトアミノフェンも含む）や同系統の貼り薬の併用は、風邪薬を除いて査定対象となる」ため「ロコアテープを使用していた人が定期的な鎮痛薬の内服薬に切り替えるには、テープを剝がした後、どのくらい時間を空けて内服鎮痛薬を飲めばよいのでしょうか？」という質問が、ある薬局薬剤師さんからありました。

事前にその薬剤師さんはメーカーに確認していたのですが、その回答は「実際、貼付中も頓用で服用するのは問題ないが、厳密に影響を避けるのであれば、２日間は間隔を空けることになる」でした。今回は、この回答の検証というわけです。

①メーカー回答の裏付け検証

ロコア®テープのインタビューフォームから、エスフルルビプロフェン40mgの貼付を剝がした後の血中濃度半減期は、単回投与時は8.6時間、７日間連続投与後は7.2時間でした。この数値を基に検討していきます。

（１）本剤はCOX（シクロオキシゲナーゼ）の競合阻害剤であり、薬理作用は血中濃度と比例すると考えてよい薬剤でしょう。

（２）従って、本剤を剥がしたときから４～５半減期を経過すると血中濃度は元の6.3～３％となり、臨床的には薬効がないレベルと考えられます。

（３）ここでは、安全策をとって半減期の長い方の8.6時間で検討すると、8.6時間×４～５半減期＝34.4～43時間＝1.4～1.8日となります。

つまり、大体２日経過すると血中濃度がほぼゼロでかつ薬効もないと考えることができます。

☛これが「厳密に影響を避けるのであれば２日空ける」というメーカーの回答根拠になっていると思われます。

②さらに突っ込んで考えてみましょう

（１）２日経過して血中濃度がゼロになると、患者さんには痛みが発生してくるはずで、それもゼロになる前には痛みが発生しているはずですから、患者さんのQOL（生活の質）を考えると経口薬の開始は２日経過前にすべきと考えられます。

（２）本剤の投与量と薬物動態の関係では以下のように、１日40mgと80mgの７日間連続投与後のC_{max}と$AUC_{0-\infty}$の平均値を比較すると線形性※）が認められました。

投与量	C_{max}(ng/mL)	AUC(ng・h/mL)
40mg	1175.6	27027.4
80mg	2710.0	59200.0
80/40比	2.3倍	2.2倍

※）線形性：投与量と血中濃度に比例関係が成立する薬剤。非線形性とは、薬物代謝酵素が過飽和状態になり投与量比以上に血中濃度が上昇する例が代表的である。

（３）インタビューフォームの臨床治験における用量設定試験結果を見ます。そこでは40mg群の他に、10mg群、20mg群も試験をしており、その結果が表３（痛みの軽減度）のようになっていました。

表 3　第Ⅱ相用量設定試験

	10mg群	20mg群	40mg群	量剤群
ベースライン	57.8±12.3 (121)	56.0±12.5 (127)	57.0±12.4 (134)	58.4±13.5 (126)
最終評価時	26.1±17.5 (121)	24.5±17.6 (127)	21.5±16.7 (134)	28.4±18.9 (126)
変化量	−31.7±17.1 (121)	−31.5±16.1 (127)	−35.5±17.1 (134)	−30.1±18.8 (126)
群間差[a)] [95%信頼区間][a)] p値[a), b)]	−1.9 [−6.0,2.2]	−2.5 [−6.5,1.5] p＝0.112	−6.1 [−10.1,−2.1] p＝0.001	−

平均値（mm）±標準偏差（例数）

a）ベースライン値及び投与群を説明変数とした共分散分析モデル（有意水準片側0.025）

b）本剤40、20、10mg群と基剤群との対比較について、固定順序法により、検定の多重性を考慮この結果からは10mg群および20mg群では『基剤群』と有意な差が見られないことが分かります(95%信頼区間が0をまたいでいる点やp値が0.05以上の点)。

（4）本剤は（2）から線形性の薬でしたので、20mg投与時は40mg投与時の半分の血中濃度になるはずです。従って40mg投与時で剥離後、血中濃度が半分になる1半減期経過後（8.6時間）では有効な血中濃度に達していない可能性が高くなります（つまり痛みが出てもおかしくない)。

③理論上の結論は……

ロコア®テープを剥離後、約9時間で鎮痛効果はなくなる（図7)。

図 7　血中濃度－効果の相関イメージ図

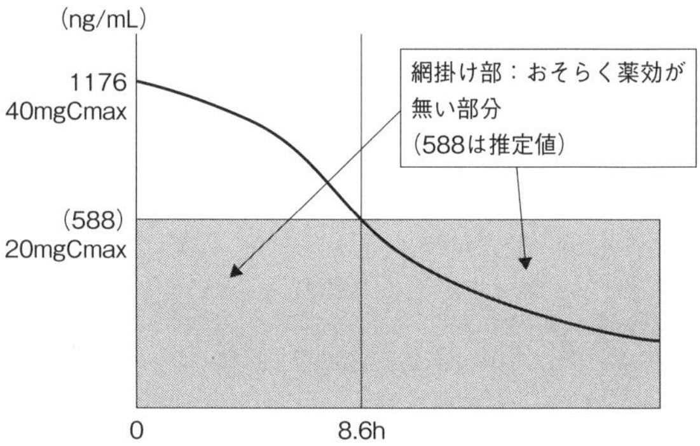

④では、剥離後、どれくらい経過したら鎮痛薬を飲めばよいのだろうか？

これまでの検討から「12時間（半日）経過すれば、定期服用可能とする。それまでに痛みがあれば頓用対応する」という提案をしました。

☛半日たてば、貼り薬の成分は元の量の38％以下になり、その後も減少する一方なので、定期薬を始めても副作用発生の可能性は無視できそうです。

⑤まとめ

薬の効果がいつまで残っているかという例でした。薬を切り替えるには前の薬の効果がいつまで残っているかを考えるのが大切ですが、その効果がなくなってから次の薬を使うのはツライときがありますよというお話でした。

5）定常状態での最高血中濃度の推定[145)、156)、240)、245)]

1）－②では定常状態の話をしましたが、添付文書の数値から定常状態の最高血中濃度を知ることはできないでしょうかという問題です。

定常状態ではある一定の血中濃度間を上下動しますが、そのときの最高血中濃度を定常状態での最高血中濃度C_{ssmax}とします。そして定常状態での最低血中濃度をC_{ssmin}とします。さらに単回投与時の最高血中濃度をC_{max}とします。

結論から言うと、定常状態の最高血中濃度は

$$C_{ssmax} = C_{max} \times \frac{1}{1 - e^{-Kel \cdot \tau}} \qquad （式１）$$

で表現されます。ここでKelは消失速度定数（1/ｈ）、τは投与間隔（ｈ）になります。上記の右辺の分数部分は蓄積率と呼ばれています。この式は薬が血中から１次速度式で減少するとした場合に成り立つ式ですから、別次元速度で消失する薬では誤差が出てきますが、ほとんどの薬で成立するのでほぼ安心して利用できます。

詳細は省きますが、１次速度で減少する場合は消失速度定数Kelと半減期$t_{1/2}$の間には次の関係があります。

$Kel = 0.693/t_{1/2}$

そこで式１のKelを$t_{1/2}$で置き換えた時の蓄積率は表４で示せます。

１）－②で紹介したアムロジピンは投与間隔τが24時間、半減期$t_{1/2}$が36時間でしたから、$\tau/t_{1/2} \fallingdotseq 0.7$なので蓄積率は表４から2.6と分かります。定常状態のC_{max}が初回投与C_{max}の大体2.6倍になっているのが、先のアムロジピンの血中濃度推移のグラフからも分かるかと思います。

表４　蓄積率

$\tau/t_{1/2}$	>4.0	2.0	1.6	1.0	0.9	0.7	0.5	0.4	0.3	0.2
蓄積率	1.0	1.3	1.5	2.0	2.2	2.6	3.4	4.1	5.3	7.7

出典元：参考資料12

まとめ

実際の薬局業務の中で患者さんの血中濃度を知る機会はほとんどないですし、保険診療対象となる血中濃度測定の薬は限定されているため大抵の患者さんの薬の血中濃度は測定されていません。従って、この表４は定常状態になったときは単回投与のときの何倍くらいの血中濃度に上昇しているかの推定や、後で出てくる腎機能障害のときにはどれくらいまで血中濃度が上昇するかの目安になると思われますので、現場で推定する手法として有用だと思います。

６）謎の式$1/(1-e^{-Kel \cdot \tau})$でなぜ蓄積率を表せるのか？[240]

数式が出てくると大抵の人はまあいいやとなるでしょうから、前項では表４で大まかな蓄積率の求め方を示しておいたのですが、どうしても気になる方のために私なりの解釈をここで示しておきます。まず薬が消失していく過程が１次速度式で表現されることを前提とします。初回投与時の最高血中濃度をC_{max}、投与間隔をτ、ｎ回目の最高血中濃度をCn、消失速度定数をK_{el}とした時、

初回の最高血中濃度$C1 = C_{max}$

２回目最高血中濃度$C2 = C_{max} \cdot e^{-Kel \cdot \tau} + C_{max}$

☛右辺の第１項は初回服用分の残分になります。

３回目最高血中濃度$C3 = C2 \cdot e^{-Kel \cdot \tau} + C_{max} = C_{max} \cdot (e^{-Kel \cdot 2\tau} + e^{-Kel \cdot 1\tau} + e^{-Kel \cdot 0\tau})$

同様にするとｎ回目の最高血中濃度Cnは

$$C_{max}\cdot(\underline{e^{-Kel\cdot(n-1)\tau}+e^{-Kel\cdot(n-2)\tau}+\cdot\cdot\cdot\cdot\cdot+e^{-Kel\cdot 0\tau}})$$

となります。

この式をじっくり見ますと、下線部は公比が$e^{-Kel\cdot\tau}$の等比級数になっています。簡単にするため下線部をXn、公比をaとして整理すると、$Xn=a^{n-1}+a^{n-2}+\cdot\cdot\cdot\cdot\cdot\cdot a^{1}+a^{0}$となります。

ここで高校数学で習った手法が登場します。この式の両辺にaを掛けた式との差をとると、$Xn-aXn=1-a^{n}$が得られます。

ここから　$Xn=(1-a^{n})/(1-a)$が得られ、さらにXnとaを元に戻すと

$$Cn=\underline{C_{max}}\cdot(\underset{\sim\sim\sim}{1-e^{-Kel\cdot\tau\cdot n}})/\underline{(1-e^{-Kel\cdot\tau})}\qquad（式２）$$

が得られます。下線部は定数になりますが、波線部は変数n（投与回数）が大きくなると限りなく１に近づきます。このときの左辺のCnはC_{∞}でありC_{ssmax}でもあり、右辺は$C_{max}\times$**$1/(1-e^{-Kel\cdot\tau})$**（式３）になります。つまり、定常状態のC_{max}（C_{ssmax}）は初回の$C_{max}\times$**蓄積率**という式が浮かび上がります。

ところで１）－②では定常状態には半減期の４～５倍で到達すると書きましたが、n回投与時のCnの式２からそれを確認してみましょう。

消失速度定数$K_{el}=0.693/t_{1/2}$の関係がありますので式２の分子にあるK_{el}を半減期で置き換えてみると

$Cn=C_{max}\times(1-e^{-(0.693/t1/2)\cdot\tau\cdot n})/(1-e^{-Kel\cdot\tau})$ となります。

$\tau\cdot n$を投与されてからの時間と単純に考え、４半減期経過時間と考えると$\tau\cdot n=4\times t_{1/2}$となりますから、

式を整理すると分子の（　）内の部分は、$1-e^{-(0.693 \cdot 4)}=1-0.0625=0.938$　となります。

この時、式3からCn=0.938×C_{ssmax}になりますから、4半減期経過後はC_{ssmax}の0.938倍まで近づいていることになり、ほぼ定常状態になっていると考えてよいだろうという話になります。ちなみに5半減期経過すると、定常状態の0.969倍とさらに定常状態に近くなり、臨床効果的には4～5半減期経過すれば定常状態と見なせるとなるわけです。

まとめ

私が高校時代の数学で習った等比級数の公式が今になって応用できたと驚いた時のニュースの話題です。若い頃の勉強が人生のどの時点で役立つか分からないという事例でした。

7）薬物動態パラメーターのバラツキ[181)]

薬物動態パラメーターとは前項までに利用したC_{max}、T_{max}、$t_{1/2}$など血中濃度の式にまつわる用語をいいます。その他にもいろいろとありますが、ここではもう一つAUCを紹介しておきます。これは血中濃度曲線下面積の英語名の略名になります。

1）項で血中濃度を時間経緯で表したグラフ（図2）がありましたが、そこで示していた曲線下の面積です。単位は血中濃度×時間になるので、例えばμg・h/mLになります。体内に存在していた薬物量を反映する指標になります。

この項では前項まで利用したC_{max}やAUCが、実は人によって結構変動があることを示したいと思います。つまり添付文書にあるC_{max}等の数値をそのまま何かに利用しても、必ずその結果には変動（バラツキ）がつきものであることを理解していただく企画です。

①アトルバスタチンの場合

脂質異常症の薬の一つであるアトルバスタチンは、10社（調査時）からジェネリック医薬品が発売されています。ジェネリック医薬品が世の中に出てくるためには、生物学的同等性試験という先発医薬品と体内動態が同等であることを証明する試験が必要です。つまり、必ず先発医薬品（リピトール®錠）の血中濃度も明示されてきます。ここでは各ジェネリック医薬品で使われた先発医薬品のAUCとC_{max}を比較してみました（図８、９）。先発医薬品ですから違いはそれほどないはずだと思われますが、各メーカーが示したデータを比較するとメーカーによって結構違うことが分かりました。棒グラフは各社のパラメーターの平均値を示していますが、最大平均値と最小平均値はAUCで２倍、C_{max}で2.4倍と差が出ています。

②その他のスタチン系の場合

パスカラニュース181号では他のスタチン系薬剤についても調べており、最大平均値と最小平均値の比は次のようになっていました。

図 8　AUC（平均値±SD）

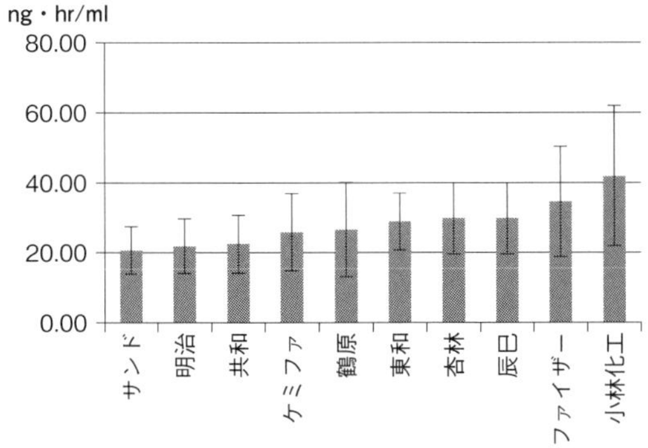

図 9　Cmax（平均値±SD）

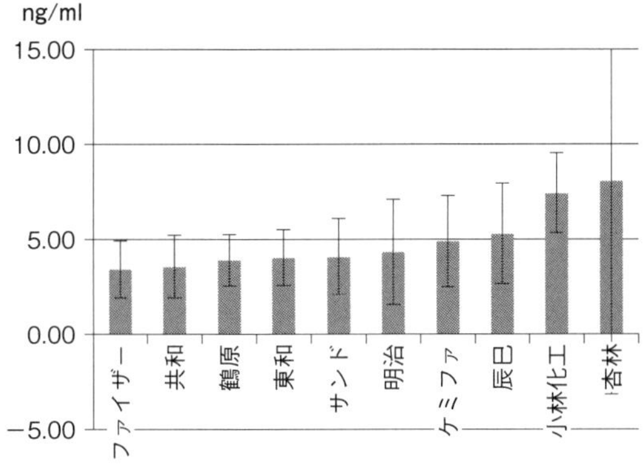

成分名	AUC比	Cmax比
プラバスタチン	4.5倍	5.1倍
シンバスタチン	2.5倍	2.6倍
ピタバスタチン	4.6倍	3.1倍

アトルバスタチンでも結構な差があると思いましたが、他のスタチン系では、それ以上に差が出る結果となりました。これだけの結果からあえて違いをいうならば、水溶性のプラバスタチンやピタバスタチンはより差が大きく出る傾向があり、脂溶性のアトルバスタチンやシンバスタチンでは差が小さい傾向があるといえるでしょう。いずれにしても試験対象、試験期間などの違いによって薬物動態パラメーターに２倍以上の差があることが分かりました。

③まとめ

よく添付文書に書かれているパラメーター値（AUCやC_{max}などの値）を利用して薬の血中濃度を推測しようとする場合がありますが、人によってかなりのバラツキが出ると思って利用する必要があります。

8）体重と血中濃度の関係とは[300]

体重別に薬用量が明確に設定されている薬は数が限られ、多くの薬は「**成人１回１錠を１日○回服用**（薬によっては、**症状に応じて増減する)**」という表現になっています。

成人といっても小柄な人から大柄な人までさまざまで

すから、１回１錠で本当に大柄な人でも効果があるのか、小柄な人では副作用が出やすくならないかと単純に思ってしまうのは私だけではないのではと思います。今回は私自身を納得させるための自己暗示的考察です。

①仮想の薬「アダック（adac）錠®750mg」の紹介

（１）アダック錠の効能または効果

顔は思い出せるが名前が思い出せない症候群の諸症状の緩和。

（２）アダック錠の用法および用量

１回750mgを１日２回、12時間ごとに投与する。

（３）アダック錠の薬物動態パラメーター

半減期は10時間、最高血中濃度到達時間は１時間、吸収速度定数（K_a）は3.9／ｈ、分布容積は0.64L／kg、薬物の血中からの消失は１次速度式に従う。

（４）アダック錠の有効血中濃度

12～42mg／Ｌ（＝μg／mL）

②アダック錠を体重60kgの人に用法用量通り投与したときの血中濃度推移

フリー血中濃度シミュレーションソフトQflexを利用したところ、図10のグラフができました。

有効血中濃度の範囲を網掛けで示します。また、横軸の時間は日単位、縦軸の血中濃度Cpはmg／Ｌで表しています。

定常状態は半減期の４～５倍（4.5倍とします）で達

図 10　アダック錠の血中濃度推移

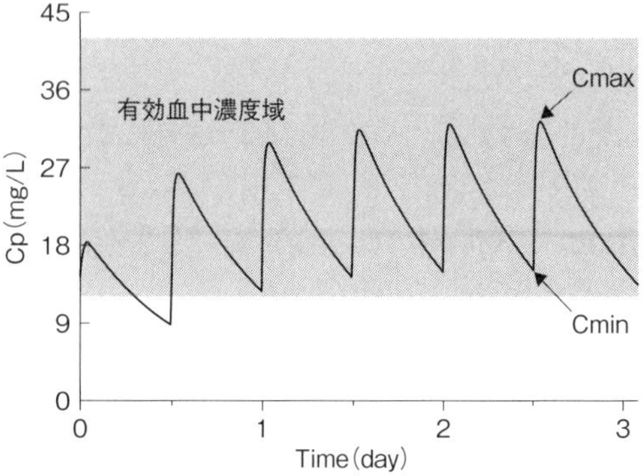

しますので、アダック錠の定常状態到達時間は45時間後のほぼ2日後になります。

体重60kgの人ではアダック錠の有効血中濃度の範囲内で血中濃度が推移しており、めでたしめでたしという結果になりました（もっとも、そうなるようにパラメーターを調整したのですが）。

③体重が60kgではない人の場合はどうなるのでしょうか？

上記の6回目投与の直前の血中濃度を定常状態の最低血中濃度C_{min}、6回目投与直後の最高値を定常状態の最高血中濃度C_{max}として、体重30～100kgの人の血中濃度推移をQflexシミュレーションソフトで測定した結果が図11になります。

同じ投与量であれば体重の重い人ほど血中濃度が下が

図 11　体重別の血中濃度推移

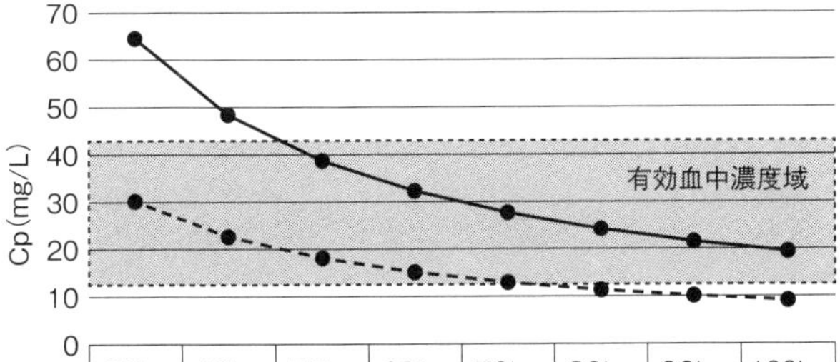

	30kg	40kg	50kg	60kg	70kg	80kg	90kg	100kg
Cmin	30.2	22.6	18.1	15.1	12.9	11.3	10.1	9.1
Cmax	64.5	48.4	38.7	32.3	27.7	24.2	21.5	19.4

--●-- Cmin　—●— Cmax

り効果が薄れていく傾向になり、体重が軽い人ほど血中濃度が上がり副作用の出る可能性が高くなることが分かります。まあ、当たり前の話だといえばそうなのですが、体重の軽い人ほど血中濃度の振れ幅が大きいことも分かります。

このようになる原因は、多くの薬の血中濃度（Cp）の理論式が次式で表現されることにあります。

$$Cp = \frac{F \cdot Dose \cdot Kab}{Vd \cdot (Kab - Kel)} \cdot (e^{-Kel \cdot t} - e^{-Kab \cdot t})$$

この式の詳細は他の薬物動態学関連書籍に譲りますが、この式で体重に関連する部分はVd（分布容積）になります。単位は通常L/kgになるのでVdは体重が重いほど大きな値をとります。言い換えれば血中濃度Cpと体重kgは反比例の関係になります。極論的にCp＝

$\frac{1}{体重}$とすると図12の反比例グラフになり、図11のグラフと同様、軽い体重になるほど変化が大になります。

④まとめ

あくまでも仮想薬剤アダック錠が体重60kgの人でちょうどよい有効血中濃度域に入っているときの話になりますが、日本人の男女を合わせた体重分布で40～80kgの範囲に多くの人（約70％近く）がいるだろうと考え、かつこの体重分布が正規分布するなら平均値±標準偏差で表現すると60kg±20kgとなります。アダック錠の場合、40～80kgの範囲であれば両サイドに若干のはずれはあるものの有効血中濃度内にほぼほぼ収まっており、多くの人がアダック錠を有効かつ安全に利用できると見なせます。一方で、C_{max}の高い低体重の人やC_{min}の低い高体重の人が、それぞれ15％前後存在していることは見逃せません。以上を一般論としてまとめますと、

（1）薬の常用量は、有効血中濃度幅もしくは安全域の

図 12　反比例のグラフ

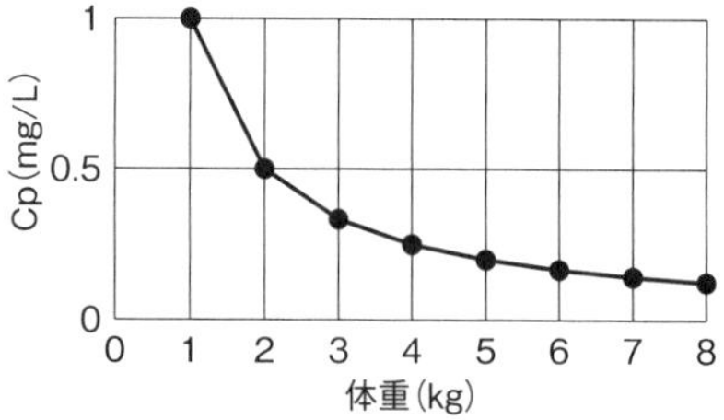

平均値と日本人の体重の平均値が合致した付近に結果的に設定されており、多くの人にとって利用価値のある量になっている。

☛と考えると、多くの人に同じ薬用量が設定されている理由が理解できるという強引な結論です。

（２）有効血中濃度幅や安全域の狭い薬は許容できる体重幅も狭くなるため、体重別や表面積別の投与量設定が必要になる。

（３）個人として激太りや激やせの人には、血中濃度に変化が出てきて注意が必要である。特に激やせの場合には血中濃度の上昇率が大きいので、薬の副作用に注意する必要がある。

第２章
薬がどのようにして作用するか

薬が人の体の中でどのような効果を現すかを薬理作用と呼びます。また効果を現す過程を作用機序と呼びます。薬は病気の原因になっている体のある部分に作用して病気の症状を改善しますが、薬が作用する部分は作用部位とか受容体という言葉で表現されます。

薬理学とは薬理作用や作用機序などの学問であり、薬の本丸ともいえる学問なので、ここを理解すると薬の効果も含め副作用の理解にもつながります。

この章では、薬の本来の仕事である薬理作用や作用機序に関する記事を紹介します。

1）慢性閉塞性肺疾患に使われる吸入薬[251)]

たばこをよく吸う人に多い病気で、慢性閉塞性肺疾患（通称COPD）という呼吸器の病気があります。新型コロナウイルス感染で重症化しやすい基礎疾患の一つです。肺は体内で産生される老廃物の二酸化炭素と生命維持に不可欠な体外にある酸素を交換する大切な働きを持っています。酸素は鼻から気管支を通り肺に運ばれ、さらに肺の内部にある肺胞に到達します。静脈血に溶け込んで運ばれてきた二酸化炭素は肺胞で解放されて、代わりに酸素が血液中の赤血球の中にあるヘモグロビンタンパク質に結合して動脈の血液によって全身に運ばれていきます。

たばこの煙の成分はこの肺胞を徐々に傷つけてしまうので酸素と二酸化炭素の交換が次第に行われなくなり、全身に十分な酸素が送られずさまざまな症状が出てきます。その症状に至る前に、警告を示すかのように息苦しくなり咳症状が出てきます。これがCOPDの患者さんの悩みになります。たばこの煙が気管支に炎症を引き起こし空気の通り道である気管支を狭めるため、咳が出てしまうわけです。いったん傷ついた肺胞は元に戻せないので、COPDの治療にはせき症状を改善するための気管支拡張作用を持った吸入薬が利用されます。

気管支には気管支を拡張する交感神経由来の神経伝達物質ノルアドレナリン（ただしβ_2への作用は弱い）やアドレナリンに反応を示すβ_2受容体と、気管支を収縮する副交感神経由来の神経伝達物質アセチルコリンに反応するM_3受容体が存在します。普通はそれらの作用が調和して呼吸を調整しています。もともと気管支では副交感神経系が優位になっており収縮する傾向が強くなっていますから、COPDでは気管支が炎症によって収縮傾向が強くなり、空気の通り道がより狭められてすぐにせき込みやすくなっています。ここで、学習会をしていたときの質問を紹介しましょう。

その１：COPDでは気管支拡張作用を持つ吸入薬が第一選択で利用されますが、同じ気管支拡張薬であるβ_2受容体刺激薬よりなぜ抗コリン薬が多く使われるのでしょうか？

その２：COPDのせき発作で利用される短時間性気管支拡張薬では、抗コリン吸入薬の気管支拡張作用が強く、β_2刺激吸入薬の作用発現時間が早いのはなぜでしょうか？

①気管支の自律神経支配について（図13）

前述のように気管支にはβ_2受容体とムスカリン受容体（M_3）が存在しているものの交感神経による直接支配はなく、副交感神経による直接支配が優位に存在しています。気管支β_2受容体は、交感神経支配を受ける副腎髄質から分泌されたアドレナリンが血流に乗ってきて作用します。

②抗コリン薬の有用性

抗コリン薬というのはアセチルコリンにあらがう薬という意味で名付けられています。持続的にせきを予防するために、チオトロピウム（スピリーバ®）やグリコピロニウム（シーブリ®）といった製品が吸入薬として利用されています。気管支での神経支配では副交感神経系つまりアセチルコリンの作用が優勢ですから、抗コリン

図13　気管支の自律神経支配

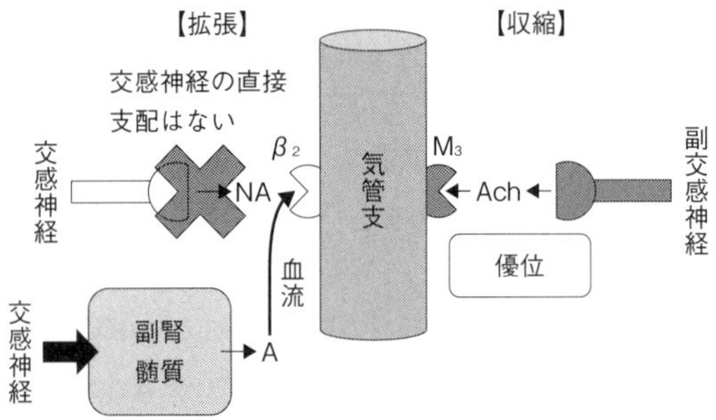

Ach：アセチルコリン、A：アドレナリン、NA：ノルアドレナリン

出典元：参考資料3

薬の方が交感神経系の薬であるβ_2受容体刺激薬よりも効果が高いとされています。これが問題その１の答えになります。

③即効性の問題

COPDによってせき発作が起こったときには即効性が要求されます。抗コリン作用薬は、副交感神経から分泌されてくるアセチルコリンにまず競り勝つ必要がありますから、効果が出てくるまでに時間がかかります。一方のβ_2受容体刺激薬は気管支のβ_2受容体周辺に彼らを邪魔する成分がありませんから、ダイレクトに受容体に作用でき即効性が期待できるわけです。これが問題その２の答えになります。

せき発作の頓用にも利用される即効性のβ_2受容体刺激作用の吸入薬には、サルブタモール（サルタノール®）やプロカテロール（メプチン®）などがあります。

COPDのせき発作改善にはどちらのタイプを使ってもよいことにはなっています（参考資料８）。

④まとめ

疾患の治療ガイドラインには薬の使い分けが記載されていますが、薬の学問の薬理学と体の学問の生理学を知っておくとよく理解できる場合があります。

２）H_1受容体拮抗薬とH_2受容体拮抗薬の構造[203)、319)]

前項では臓器に存在する受容体に、体が本来持っている物質が結合する代わりに強く結合したり、逆に結合を邪魔したりする薬を紹介しました。受容体に結合するには、体の中にある物質とある程度似た構造をしていないと結合しません。薬学の分野では、薬の構造と薬の作用の関係性を表す言葉に構造活性相関という言葉があります。薬の構造と薬理作用は密接に関係しているという意味です。

ここで取り上げる薬は、ヒスタミン受容体に体内物質のヒスタミンが結合するのを邪魔する薬です。薬の世界で重要なヒスタミン受容体にはH_1受容体とH_2受容体の２つがあります。ヒスタミンが皮膚や粘膜にあるH_1受容体に過剰に結合するとかゆみ、炎症や鼻水を引き起こします。一方、胃にあるH_2受容体に過剰に結合すると、胃酸の分泌が増えて胃痛や胃潰瘍などを引き起こします。

一般に普通の反応より過剰に反応すると病気の状態になるので、H_1受容体にヒスタミンが過剰に結合するのを邪魔するのがH_1拮抗薬であり、様々な原因でおこる皮膚の痒みや花粉症で起こる鼻水を治してくれます。またH_2受容体に結合するのを邪魔するH_2拮抗薬は、胃酸過多による胃痛や消化性潰瘍を治してくれます。

今回はヒスタミンと抗ヒスタミン薬の構造でどれほどの違いがあるかを見てみましょう、という企画です。

①ヒスタミンの構造（図14）

左側の窒素Ｎを含む五角形の構造をイミダゾール環と呼びますが、それに２個の炭素（屈曲線部分）が並び最

図 14　ヒスタミン

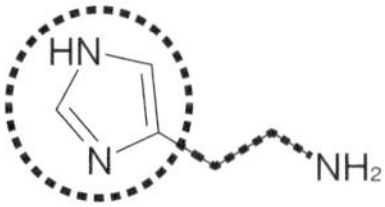

後にアミノ基（NH_2）が付いています。これがH_1とH_2の２種類の受容体に結合して生理作用を発揮するのですが、これにあらがう薬はどこか共通の構造をしているはずです。ヒスタミンの五角形（五員環）を頭、その他の３個の原子のつながりを尻尾とすると点線で示したようなオタマジャクシの形になります。そこで、いくつかの抗ヒスタミン薬の構造の中のオタマジャクシ探しをしていきましょう。

②H_1受容体拮抗薬

1．クロルフェニラミン（ポララミン®）（図15）

代表的な抗ヒスタミン薬の一つですが、どこにオタマジャクシがいるでしょうか？　とりあえずN（窒素）を含む六角形環状構造（六員環）を頭と考えてみましょう。

図 15　クロルフェニラミン

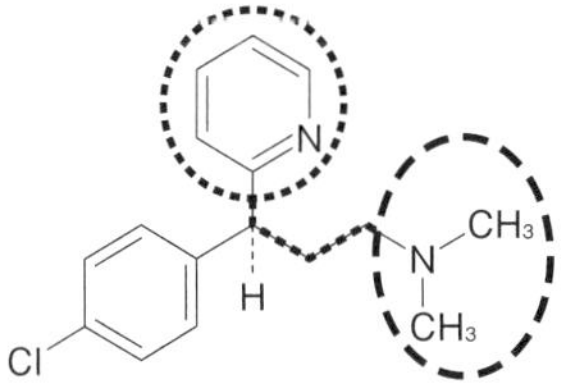

右にあるＮ方向に尻尾があるようです。ヒスタミンとは似ているものの若干異なる構造が拮抗薬として必要なようです。

２．アゼラスチン（アゼプチン®）（図16）

一般用医薬品でも利用される成分ですが、中央に２個のＮを含む六員環が頭、右斜め上のＮに向かって尻尾が伸びているようです。

３．フェキソフェナジン（アレグラ®）（図17）

かなり横長の構造で二重結合のないＮを含む六員環が頭、右に向かって先端にＮのない尻尾が伸びているように見えます。これまでのオタマジャクシと比べて形が長くばらけているのが、この薬の特徴である眠気の副作用がない半面、効果も若干弱いという印象につながるのかもしれません。

４．オロパタジン（アレロック®）（図18）

頭に相当する部分が見つからず、上側のＮの分岐した部分を頭にして尻尾が続いていると見るしかなさそうで

図 16　アゼラスチン

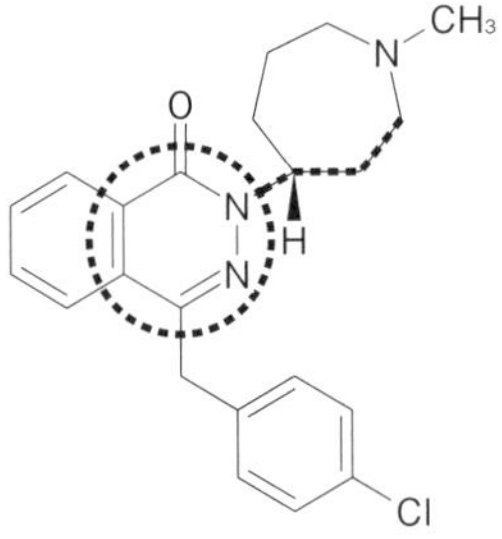

図 17　フェキソフェナジン

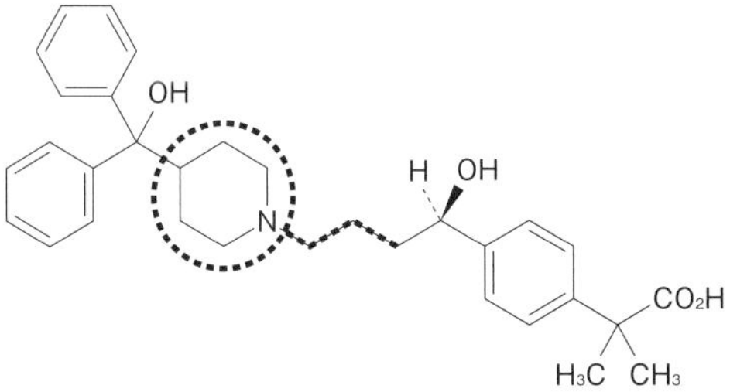

図 18　オロパタジン

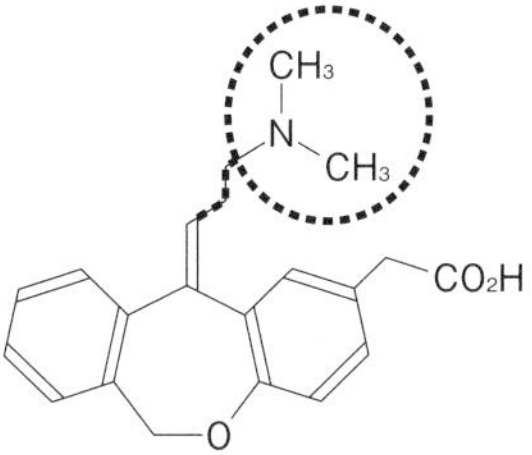

図 19　アミトリプチリン

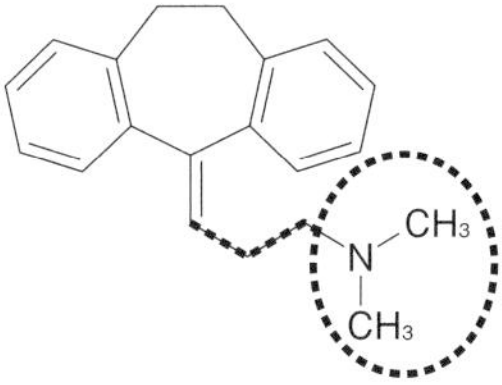

す。表現は悪いですがＮの頭割れ構造と言えそうです。

図19を見てください。これは抗うつ薬の一つアミトリプチリン（トリプタノール®）の構造です。逆向きですが全体的にオロパタジンとよく似ています。実際にアミトリプチリンには抗ヒスタミン作用がありますので、この頭の割れたオタマジャクシが関係しているのかもしれません。逆にオロパタジンには抗うつ作用はありません。オロパタジンのCO_2H部分が水溶性を持つため血液脳関門通過の弊害になり脳内へ移行しにくいのかもしれません。さらに１のクロルフェニラミン（図15）を見直してみるとＮの頭割れ構造（破線部分）が見られますので、

この部分も抗ヒスタミン作用を示すかもしれません。

5．アステミゾール（ヒスマナール®）とテルフェナジン（トリルダン®）（図20、図21）

この2つの薬は現在は発売されていない抗ヒスタミン薬です。なぜ発売中止になったかというと心臓への悪影響があったためです。致死的な不整脈を引き起こし、死亡例まで出してしまったのです。21世紀に入る前後に相次いで発売中止になりました。

Nを持つ環状構造を頭と考えるとアステミゾールには2カ所、テルフェナジンには1カ所のオタマジャクシ構造が見えます。この2つに共通する部分はばらけた構造

図 20　アステミゾール

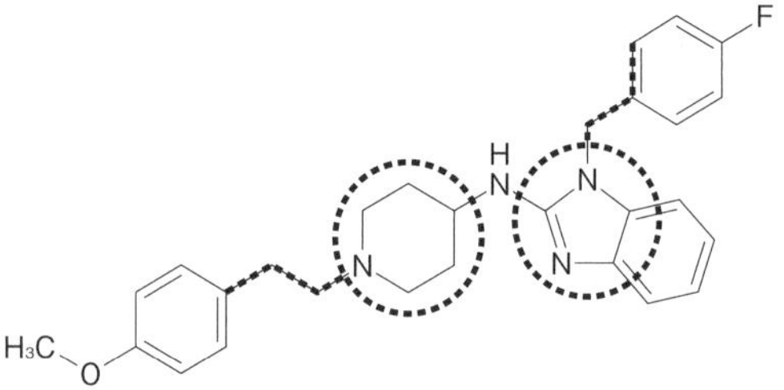

図 21　テルフェナジン

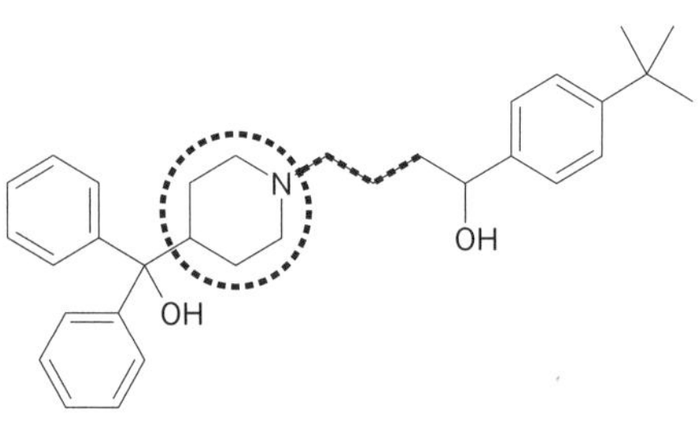

の真ん中部分にあるオタマジャクシ構造です。この頭にNを含む六角形の環状構造はピペリジン環と呼ばれています。この共通した構造が心臓に悪影響を与えるのかもしれません。ところで３のフェキソフェナジンの構造（図17）を見ていただくと分かるのですが、テルフェナジンに酷似しています。テルフェナジンの右端の１カ所がフェキソフェナジンではCO_2H（カルボキシル基）に代わっているだけなのです。実はテルフェナジンが肝臓で代謝されて、より水溶性に変化したものがフェキソフェナジンで、フェキソフェナジンになるとなんと心臓への悪影響がなくなっているのです。

そうであるならば油に溶けやすい脂溶性の薬で、ばらけた構造の途中にピペリジン環を持っている薬は心臓に悪影響を与えやすいのかもしれないと思われるので、医薬品検索システムを利用して、構造の内部にピペリジン環を持ち、かつ心臓に副作用を持つ薬を探したところ**ロピバカイン**（血圧低下、徐脈、心室性不整脈）、**フェンタニル**（動悸、心室性期外収縮）、**ドネペジル**（QT延長、心室頻拍、心室細動）、**パリペリドン/リスペリドン**（心房細動、心室期外収縮）、**ブロムペリドール**（QT延長）、**エバスチン**（動悸、テルフェナジンの類薬）、**ピモジド**（心室頻拍、突然死）、**イリノテカン**（心室性期外収縮）、**ロラタジン**（頻脈、動悸）、**モサプラミン**（心室頻拍）、**ベニジピン**（徐脈、頻脈、期外収縮）、**ロミタピド**（心筋梗塞、動悸）、**ハロペリドール**（心室細動、心室頻拍）、**ドンペリドン**（QT延長）、**パロキセチン**（心悸亢進、頻脈)、**ビラスチン**（頻脈、QT延長)、**リファブチン**（心停止、心室細動)、**ルパタジン**（動悸、頻脈）などやたらと出てきました。この結果に本当に意味があるのかまでは精査していませんが、分子構造の途中にあるピペリジン環には、心臓へ悪影響を与える可能性があるのではないかと思いました。

本来なら副作用を扱う章で掲載すべき内容だったかもしれませんが、薬理作用と副作用は表裏一体ですから、あえてこの章で掲載しました。

③H_2受容体拮抗薬

もう一つのヒスタミン受容体拮抗薬は６成分ありますが代表的な４成分で構造を見てみましょう。

1．シメチジン（タガメット®）（図22）

最初に市場に登場したH_2受容体拮抗薬ですが、左端にヒスタミンと同じ頭を持ち、尻尾の途中に硫黄原子Ｓを持っています。頭の近くにＳがあるのは、６成分中５成分に共通しています（例外はロキサチジン)。

2．ファモチジン（ガスター®）（図23）

頭部分にはＮの代わりにＳが１個入ってきています。途中にもＳが入りますが尻尾の先は他よりＣが１個分先の２個のＮで終わります。

3．ラニチジン（ザンタック®）（図24）

頭が酸素Ｏと二重結合を含む五員環に変化していますが、途中Ｓを含む尻尾を持ちＮで終わります。

図 22　シメチジン

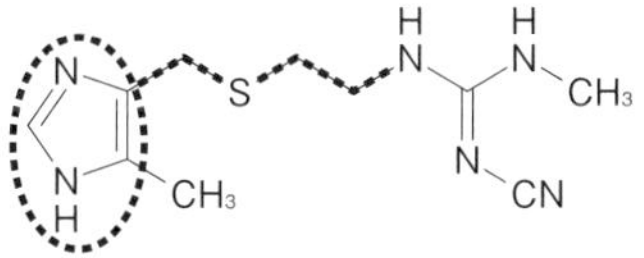

図 23　ファモチジン

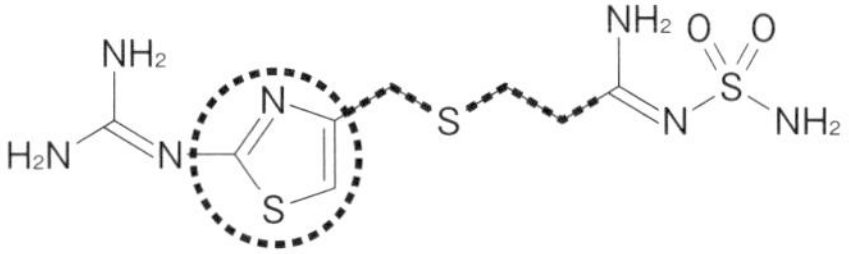

図 24　ラニチジン

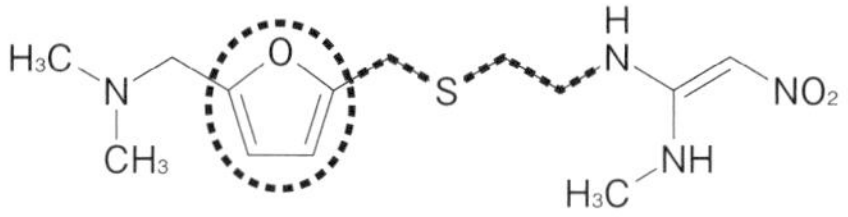

図 25　ラフチジン

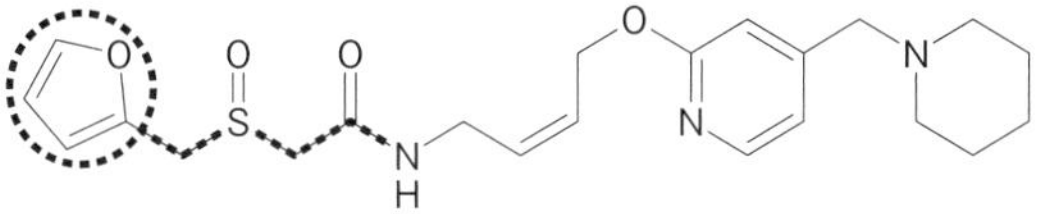

4．ラフチジン（プロテカジン®）（図25）

ラニチジンと同じ頭をもち途中のＳを経由しＮで終わる尻尾を持ちますが、途中にＯとの二重結合を２つ持っています。この薬は６成分のうち唯一の肝消失型薬でもあります。

④まとめ

抗ヒスタミン薬全般をヒスタミン本体と比べると、オタマジャクシを含む長めの構造になっています。またH_2受容体拮抗薬は、全般的にH_1受容体拮抗薬と比べて分子が細長く、基本構造がしっかり維持されている印象があります。H_2受容体拮抗薬の頭の形はヒスタミンと比較的似ているのでH_1受容体に対してもある程度拮抗作用を持つ可能性があるかもしれません。

一般にH_1受容体拮抗薬は抗コリン作用も持っています。つまり構造上のどこかにアセチルコリンと似て非なる構造があるはずですが、それはどこなのでしょうか？　ちなみにアセチルコリンの化学構造は図26のようになっています。

図 26　アセチルコリン

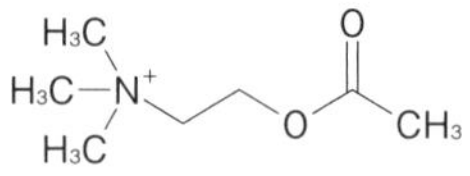

薬の構造上の知識が現場の仕事でどれほど役に立つかは分かりませんが、問題意識は持っておいた方がよいでしょう。思わぬところで役立つ場合があります。

3）スルホンアミド構造と薬理作用[242]

今回も構造活性相関の話になってしまいますが、ある症例検討会のときにジアゾキシドという名前の薬剤を取り上げることになりました。ジアゾキシドは高インスリン血症用の治療薬で、膵臓のβ細胞のK_{ATP}チャネルを開口してインスリン分泌を抑える作用機序を持っています。

糖尿病治療薬のスルホニルウレア系薬（SU薬）も同じチャネル上にあるスルホニルウレア受容体（SU受容体）に結合して、K_{ATP}チャネルを閉じてインスリン分泌を促進し血糖値を下げる機序を持ち、ジアゾキシドとは正反対の作用を示します。

そして驚いたことに両者ともその構造内にスルホンアミド構造を持っているのです。その他にスルホンアミド構造を持っている薬剤には、サイアザイド系やループ系と呼ばれる利尿薬があります。今回はループ系を除く３剤で比較してみようという企画になります。

①スルホンアミド構造とは

図27のように硫黄Ｓに２個の酸素Ｏとアミノ基Ｎが結合した構造体です。

☛実は前項のファモチジン（図23）にもスルホンアミド構造が含まれています。

②ジアゾキシドの構造とは

図28で示したように構造の一部にスルホンアミド構造（点線部）が存在しています。

図 27　スルホンアミド

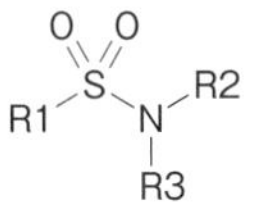

図 28　ジアゾキシド

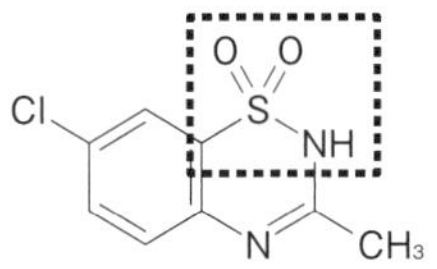

図 29　ヒドロクロロチアジド

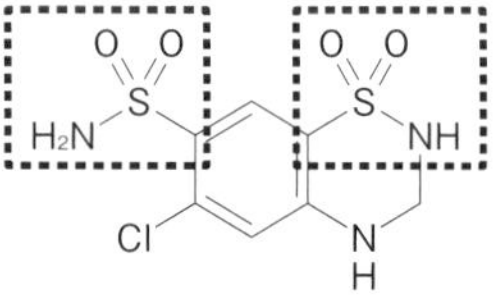

図 30　グリベンクラミド

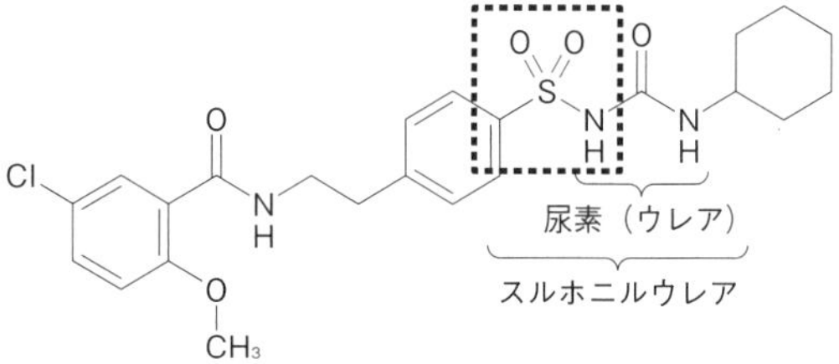

③サイアザイド系利尿薬の構造とは

図29はヒドロクロロチアジドの構造ですが２個のスルホンアミド構造（点線部）があります。

④スルホニルウレア（SU）系薬の構造とは

図30はグリベンクラミド（ダオニール®）の構造ですが、スルホニルウレア構造の中にスルホンアミド構造が含まれた構造になっています。

⑤各薬剤の薬理作用の違いは

まとめると表５のようになります。

次に表５を基にして薬理作用や副作用の特徴をまとめ

表 5　薬理作用の違い

薬剤名	血糖	血圧	尿酸値	浮腫
ジアゾキシド	↑	↓	↑	↑（抗利尿）
サイアザイド系	↑	↓	↑	↓（利尿）
SU系	↓	—	—	—

↑；上昇、↓；下降、—；変化なし

てみましょう。

1．薬剤過敏症

ジアゾキシドの添付文書の禁忌項目に「チアジド系（サイアザイド系）に過敏症の患者」とあります。サイアザイド系とSU系には「スルホンアミド誘導体に過敏症の患者」とあります。スルホンアミド構造が共通しているため交差アレルギーを起こす可能性が非常に高いという意味になります。ジアゾキシドではサイアザイド系のみが記載されていますが、SU薬やループ系も構造上禁忌とすべきでしょう。

2．血糖値への影響

❶ジアゾキシド

膵臓β細胞のK_{ATP}チャネルの開口作用により過分極（細胞内の過度なマイナス化）を起こし、その後のCaイオンの細胞内流入を抑制。その結果、インスリン分泌を抑制して血糖値を上げます。

❷サイアザイド系

一般にループ系も含めてインスリン分泌低下作用による血糖値上昇とされています（昭和学士会誌第75巻第4号p426　2015年）。構造がジアゾキシドに酷似しているので同様の機序が推察されます。

❸スルホニルウレア系

ジアゾキシドと全く逆の作用でβ細胞のK_{ATP}チャネルの閉口作用により脱分極（細胞内のプラス化）を起こし、それによりCaイオンを細胞内に流入させてインスリン分泌を促進して血糖値を下げます。スルホニルウレア系は血糖降下作用のみに特化された印象がありますが、これは他の薬より全体的に広がった構造をしているのが薬理活性を特定化しているのかもしれません。

３．血圧への影響

❶ジアゾキシド

海外では当初、注射薬として緊急高血圧症に利用されていました。細動脈の拡張作用とされていますが、血管平滑筋のKチャネルの開口作用による過分極が、その後のCaイオン流入を抑制して血管拡張に作用するとされます。反跳的に動悸・頻脈が見られます。

❷サイアザイド系

利尿作用の寄与ではなく、弱い血管拡張作用により降圧効果を示すとされています。機序はジアゾキシドと同様Kチャネルの開口作用による脱分極の可能性が指摘されています。

４．尿酸値への影響

❶ジアゾキシド

機序については不明ですが、血清尿酸値の上昇が知られています。

❷サイアザイド系

Na利尿効果による血中Na減少が、かえってレニン－アンジオテンシン系を賦活させて尿細管でのNaの再吸収を促します。その際、Naは尿中の有機酸（ニコチン酸、乳酸等）と共輸送されます。尿細管の細胞内にたまった有機酸は、尿細管側に発現する尿酸トランスポーターによって再び尿に戻ると同時に尿中から尿酸が再吸収され、高尿酸血症を形成します（ａ）。また、サイアザイド系と尿酸は尿細管分泌時に競合するため血中尿酸値を上げる説もあります（ｂ）。ちなみにジアゾキシドは血中Na値を上げる方向に作用しますので、（ａ）の機序は当てはまりません。ジアゾキシドはサイアザイド系と同じスルホンアミド化合物なので、ジアゾキシドの血中尿酸値上昇作用は（ｂ）の機序が関係しているのかもしれません。

５．浮腫への影響

❶ジアゾキシド

Na、水分の貯留が副作用として報告され、抗利尿作用があるとされています。機序は不明ですが、構造上、サイアザイド系に似ているがために遠位尿細管のNaCl輸送体を逆に活性化して、Na再吸収を促進して最終的に水分再吸収を増加させるのかもしれません。

❷サイアザイド系

降圧利尿薬とされているぐらいですから利尿効果ありです。遠位尿細管NaCl輸送体を阻害してNa再吸収を阻害し、それが最終的に水分の再吸収を阻害して利尿効果につながります。ただし、遠位尿細管より上流にあるヘンレ係蹄部分でのNa-K-Cl輸送体の再吸収が強力なため、サイアザイド系の利尿効果は弱いとされています。

⑥まとめ

薬の構造が似ているからこそ、同じ作用をしたり、その作用が強かったり弱かったり、まるで効果を示さなかったり、逆の効果を示すことさえあります。漢方薬で利用される植物には似たような構造をした成分が多く含まれ、作用の度合いが異なります。それらが総合的に体に作用するので、漢方薬は体に優しく作用するともいわれています。

4）β遮断薬について[169)]

自分でもうやむやにしていた部分の学習会をしていると、その部分を鋭く質問されるときがあります。ある病院の薬剤師さんたちとの学習会で出た質問で、β遮断薬のISA（Intrinsic Sympathomimetic Activity）は臨床的にどのような有用性があるのか？　またβ_1受容体非選択性の有用性をどのように評価すればよいのか？という質問がありました。

①そもそもβ受容体とは

脳内と交感神経の終末から放出されるノルアドレナリンや副腎髄質から放出されるアドレナリンを受け止める受容体で、その受容体が存在する臓器によりさまざまな作用が発現されてきます。

☛副腎髄質からはノルアドレナリンも少し分泌されます（アドレナリンの1/4量）。

β受容体にはβ_1、β_2、β_3の３種類があります。また受容体にはα受容体もありますが、ほぼ真逆の作用を示します。ただ臓器によって存在する比率が違うので、どちらかの作用が優勢になります。さらに刺激物質による受容体への選択性もあり臓器への作用は複雑になります。両者の受容体選択性は次のようになります（β_3は不詳）。

ノルアドレナリン：$\alpha_1 = \alpha_2 \fallingdotseq \beta_1 \gg \beta_2$

アドレナリン　　：$\alpha_1 = \alpha_2$、$\beta_1 = \beta_2$（低用量で$\alpha_1 < \beta_1$、高用量で$\alpha_1 > \beta_1$）

今回はβ遮断薬の話ですので、まずβ受容体の働きについて私なりに表６にまとめてみました。

各β受容体への刺激作用の特徴を以下に示します。

１．心臓でのβ_1受容体刺激作用と想定される悪影響

収縮力・心拍数増加による高血圧、心収縮力増加などにより心臓への負荷が高まり酸素供給量が追い付かなくなって起こる狭心症発作、さらに刺激伝導速度増加による頻脈性不整脈の発症。

表 6　β受容体別刺激作用

臓器	β_1受容体刺激	β_2受容体刺激	β_3受容体刺激
心臓	・収縮力増加 ・心拍数増加 ・刺激伝導速度増加		
腎臓	・レニン分泌増加		
脂肪細胞	（中性脂肪分解促進）※	（中性脂肪分解促進）※	・中性脂肪分解促進
気管支		・気管支拡張	
末梢血管		・血管拡張（実際にはα_1刺激の血管収縮が優位）	
肝臓		・糖新生促進 ・グリコーゲン分解促進	
筋肉細胞		・グリコーゲン分解促進 ・手指振戦、筋収縮力増強 ・K^+細胞内取り込み促進	
膀胱平滑筋		（拡張・弛緩）※	・拡張・弛緩

※は関与が少ない。

出典元：参考資料1、2、3

2．腎臓でのβ_1受容体刺激作用と想定される悪影響

レニン分泌増加によりアンジオテンシンⅡが増加して血管収縮からの高血圧、さらにアルドステロン分泌増加により浮腫の発症。

３．脂肪細胞でのβ受容体刺激作用

脂肪細胞ではβ_3受容体が主に発現しているが、β_1、β_2受容体も関与するとの薬理学の本もある。中性脂肪の分解が促進して、脂肪酸とグリセリンへ変化させる。

☛ β遮断薬は中性脂肪分解を抑制する。脂肪代謝は合成と分解のバランスで成り立つので、分解の抑制は脂肪代謝のバランスを狂わせ脂質異常症を引き起こす可能性がある。

４．気管支のβ_2受容体刺激作用

気管支拡張に作用するので喘息治療に有用である。気管支には交感神経の直接的支配がないので、気管支拡張には副腎髄質由来のアドレナリンが主に関与する。

５．末梢血管のβ_2受容体刺激作用

末梢血管拡張で臓器への循環改善に有用だが、ノルアドレナリンには受容体選択性があり$\alpha_1 \fallingdotseq \beta_1 \gg \beta_2$となっている。つまり$\alpha_1$刺激の血管収縮が優位となるため実際には血圧を上げる。

６．肝臓でのβ_2受容体刺激作用と想定される悪影響

糖新生促進やグリコーゲン分解促進の結果はブドウ糖を増加するため、血糖値を上げる。

☛ β遮断薬は糖新生を抑制する。糖質代謝はブドウ糖の新生と分解のバランスによるので、ブドウ糖新生の抑制は糖質代謝異常をきたす可能性がある。

７．筋肉でのβ_2受容体刺激作用と想定される悪影響

グリコーゲン分解促進は血糖値を上げる。低血糖時の前兆症状としての振戦はアドレナリンとノルアドレナリ

ンの分泌亢進による。気管支拡張薬のβ_2刺激薬メプチン錠®等では低K血症の重篤な副作用があるが、これには細胞内へのKイオン取り込み亢進が関与している。

8．膀胱平滑筋のβ_3受容体刺激作用

交感神経亢進時の蓄尿作用に関与する。過活動膀胱治療薬のベタニス®とベオーバ®はβ_3刺激薬である。

②β遮断薬の特徴

①で示したβ受容体刺激作用を遮断するので、以下のような特徴が出てくることが考えられます。

1．ISAのあるβ遮断薬

ISAとは内因性交感神経刺激作用で、部分刺激作用とも呼ばれ100％遮断するのではなく、刺激する作用が少し残っている作用が穏やかな薬になりますから、以下のことがいえます。

（1）心収縮力や心拍出量を減少させ過ぎないため、体の弱った高齢者に優しい。

☛一方、ISAのない遮断作用の強いβ遮断薬は狭心症や頻脈の患者に適し、心筋梗塞の再発防止や心不全の予後改善効果が期待できる。

（2）心拍数を減少し過ぎないため徐脈傾向の患者に適する。

（3）気管支収縮作用がやや弱くなる。

（4）脂質代謝への影響が少ない。

（5）長期投与での中止時に退薬現象[※)]が弱い。

※）退薬現象：長期にわたるβ受容体遮断作用によって逆にβ受容体の感受性が高まるため、β遮断薬の急な中断によりβ受容体刺激作用が強く出てしまう現象。

２．β_1非選択性のβ遮断薬

非選択性ですからβ_2受容体刺激の逆反応（遮断作用）が起こる可能性があるので、表６から見ると「喘息発作誘発・悪化、末梢循環不全、糖質や脂質の代謝異常」をきたす可能性があります。どうもβ_1選択性β遮断薬を上回る有用性はなさそうに見えます。あえて有用性を先ほどの表から探してみると、「振戦傾向のある人や低Ｋ血症傾向のある人」にとっては有用かもしれません（確たる根拠があるわけではありませんが、β受容体非選択性でα遮断作用もあるアロチノロールには本態性振戦の適応があります）。

そのような中でも非選択性のプロプラノロール（インデラル®）は、「片頭痛予防」の適応症が新たに付くなど頑張っているところです。

③α_1遮断作用のあるβ遮断薬

α_1受容体への主な刺激作用は末梢血管（血管収縮→血圧上昇）、腎臓（レニン分泌減少。ただしβ_2刺激によるレニン分泌増加が上回る）、肝臓（β_2受容体と共に糖新生亢進、グリコーゲン分解亢進→血糖上昇）、尿道括約筋（収縮→尿閉）となっています。これらの

中で$\alpha\beta$遮断薬として有用なのは「末梢血管拡張作用による降圧作用、臓器血流の維持や改善効果」になります。

④まとめ

体の中にある神経伝達物質の相手方の受容体にはいくつかの種類があり、どの受容体に結合するかによって体の反応が違ってくるという一つの例になります。よく選択的にある受容体に作用する薬がありますが、似たような受容体にもある程度作用をする場合があり、相対的な選択性と考えておいた方がよいでしょう。

5）ピルシカイニドとベラパミルの頓用[307)]

心房細動の症例問題を検討していたときに出たある薬局薬剤師さんからの話で「心房細動の発作時頓用で、ピルシカイニドとベラパミルの２種類が処方されて、患者さんは自分でどちらか一方を試してみて、調子の良かった薬で頓服を継続してみてと医師から言われたとのこと。しばらくしてベラパミルの方が調子が良かったというのでベラパミルの頓用に一本化された」という事例紹介がありました。そして「ピルシカイニドとベラパミルは、どのような基準で使い分けしているのでしょうか？」というその薬剤師さんからの質問が今回の話題になります。本来なら処方医に処方意図を聞いてみたいところですが、薬理作用から見てどう考えればよいかという検討になります。

①ピルシカイニドとは

不整脈治療薬のボーン・ウイリアムズ分類のⅠｃ群に属するNaチャネル阻害薬で、先発薬品名はサンリズム®カプセルになります。

Ⅰｃ群はNaチャネルとの解離結合速度が最も遅いため、阻害効果がⅠ群の中で最も強いとされます。そのため重大な副作用である催不整脈作用がⅠａ群と同様に現れやすいとされています。ただⅠａ群と異なり心臓外の副作用は少ないようです[158]（P.95）。

Naチャネルは心房、心室の心筋細胞に広く存在し活動電位を発生する際の最初のチャネルになりますから、Ⅰ群の薬は頻脈性不整脈に広く利用されます。ただしⅠｂ群の薬はNaチャネルの不活性化ゲートを阻害するタイプで、不活性化状態にある時間が短い心房へは、その阻害効果が薄まるため主に心室性不整脈への適応となります（例えばⅠｂ群のメキシレチン「メキシチール®カプセル」の頻脈性不整脈への適応は心室性のみとなっています）。

心房細動は細動が７日以内で治まる発作性心房細動、７日を超えて持続する持続性心房細動、さらに長期持続性、永続性の４つに分類されます（2020年改訂版不整脈薬物治療ガイドライン、以下ガイドライン）。

☛発作持続が長期にわたるとNaチャネル数が減少し、そのためかNaチャネル阻害薬では効果が弱くなるため持続性心房細動ではベプリジルやアミオダロンの選択となります（ガイドラインより）。

発作性心房細動の第一選択薬として利用されるのがNaチャネル阻害薬で、T_{max}が1時間程度のピルシカイニドは発作時頓用としても利用されます（ガイドラインでは他薬も紹介）。

心房細動の薬物治療には、心房細動自体を抑える薬理学的除細動の洞調律維持療法（一般にリズムコントロールと呼ばれています）と、心房細動で引き起こされる心室による心拍数の増加を抑える心拍数調節療法（一般にレートコントロールと呼ばれます）の2つがありますが、ピルシカイニドなどのNaチャネル阻害薬はリズムコントロールに利用されます。

②ベラパミルとは

ボーン・ウイリアムズ分類のⅣ群に属するCaチャネル拮抗薬で、先発医薬品名はワソラン®錠になります。

ベラパミルは血管平滑筋Caチャネルへの阻害作用は弱く、主に心臓のCaチャネルを阻害するため不整脈や狭心症など心臓に関連する疾患に利用されています。

心臓の自動的な電気発生源の洞結節や刺激伝導系の心房から心室への中継地点にある房室結節の細胞は、NaイオンやCaイオンを透過しやすく細胞内に入ってプラス寄りにするため、静止膜電位がもともと浅く－55mV程度になっています（他の場所は－90mV）。このような浅い電位では活動電位を起こすNaチャネルは既に閉じてしまっており、代わりにCaチャネルが開口したときに生じるCaイオンの細胞内流入で活動電位が発生す

表 7　Naチャネルのゲート種と開閉

膜電位	＜－90mV	－90mV～－55mV	＞－55mV
活性化ゲート	閉	開	開
不活性化ゲート	開	開	閉

出典元：参考資料５

る仕組みになっています（「ガイトン生理学」2018年）。

☛周辺に伝わってきた電位変化により静止膜電位が－90mVより浅くなるとNaチャネルの活性化ゲートが開き、細胞外にたくさんあるNaイオン（＋）が一気に流入して細胞内をプラスにする脱分極が起こります（活動電位の発生）。しかし、途中－55mVになった時点でそれまで開いていたNaチャネルの不活性化ゲートが閉じて、その時点からNaイオンは細胞内に入ってこなくなります。Naイオンの流入は一瞬の出来事と言えそうです。房室結節ではもともと静止膜電位が－55mVになっており不活性化ゲートがずっと閉じたままなので、Naチャネルが存在しても働きようがない状態になっているわけです（表７で両ゲートが開いているときのみNaイオンが移動できます）。

ベラパミルはもともとNaチャネルが働いていない洞結節や房室結節のCaチャネルを主に阻害してCaイオン流入による活動電位発生を抑えるもしくは遅らせる働きをしますので、適応症もそれらの存在場所に関連して「心房細動・粗動、発作性上室性頻拍」と心室由来の頻脈ではなく、房室結節より上の上室性頻脈への対応となっています。
心房細動では心房の電気発生頻度が350拍/分より多い状態で、もはや痙攣状態で血液を送れない状態になっていますが、電気信号自体はそのまま房室結節に届きます。房室結節では心房からの電気的刺激が伝わってきてもすぐには反応できない時間帯があるため、350拍/分をそのまま受け入れられず、心室へ伝わるときは125〜150拍/分に減少します。この程度でしたら心室は十分に収縮できますから致死的ではありませんが、心拍の間隔は不規則になることが多く、その動悸を不快に感じる人も多くなるでしょう。そのときに使用されるのがレートコントロールで、心室の拍動数つまり心拍数を抑える療法になります。ベラパミルは心室への入口である房室結節を抑制しますので、心拍数調節つまりレートコントロールに利用されます。

③リズムコントロールとレートコントロール

この２つの療法による臨床効果には差がない[206]とされており、どちらを選択するかは患者さんのQOLに応じた個別対応が妥当であるとされます。しかし、催不整脈作用などの副作用を考慮すると、より安全性の高いβ遮断薬（ビソプロロールやカルベジロール）やベラパミルを使うレートコントロールから始めるのが適切との話もあります。

④まとめ：今回の２種類の頓用薬の使い分け

以上、長々と前置きをしましたが、ピルシカイニドはリズムコントロールの代表薬、ベラパミルはレートコントロールの代表薬だと考えると、患者さんにとって自覚症状の改善効果がより強く出てくるのは、リズム（心房調節）かレート（心室調節）かという二者択一の問題だったと考えられます。

結果的には、心拍数調整のレートコントロールの頓服薬ベラパミルがこの患者さんにとっては改善効果があったのでしょう。ただベラパミルのT_{max}は約２時間で薬効はそれより早く出るでしょうが、頓用＝即効性という点ではどうなのかな？という疑問は残ります（ちなみに今回学習会に参加してくれた薬剤師さんたちからはベラパミルの頓用処方例が多い、という話を得ました）。

６）大腸菌死菌の作用とは[335)]

今回は症例検討で痔治療薬について検討していたときの話題から、大腸菌の死菌が、なぜ痔治療薬として利用されているのかを改めて振り返ろうという企画です。昔からある薬の成分ですが、大腸菌死菌を含む製品は医療用医薬品ではエキザルベ®（痔への適応はない）、強力ポステリザン®（軟膏）、ポステリザン®Ｆ坐薬、ヘモポリゾン®軟膏が知られています。一般用医薬品でも検索してみましたが、見つかりませんでした。もちろん痔用の外用薬はありますが、大腸菌死菌を含む製品はなく、登録販売者用テキストを見ても該当する成分は紹介されていませんでした。どうやら大腸菌死菌は医療用医薬品のみのようです。死菌つながりでいえば最近は乳酸菌の死菌を含む食品も流通しています[357]。

各製品の含有死菌数は、ポステリザン軟膏とヘモポリゾン軟膏１個（2g）には5.2億個分、ポステリザンＦ坐薬１個の中には3.9億個分の大腸菌死菌浮遊液が入っています。さらにエキザルベ1g中には大腸菌死菌（1.5億個）だけでなく、ブドウ球菌死菌（1.5億個）、緑膿菌死菌（0.15億個）、レンサ球菌死菌（0.15億個）の４種の死菌浮遊液が入っています。

①大腸菌死菌浮遊液の作用

大腸菌死菌と書いてきましたが、正式な添付文書での名称は「大腸菌死菌浮遊液」になります。培養液で育てていた大腸菌を何らかの方法で殺して、遠心分離をかけたときに、残存している大腸菌の生菌は沈殿し、大腸菌の死骸残渣が浮遊液として上澄み液に入ります。この浮遊液の中には大腸菌の死骸成分（恐らく壊れかけた大腸菌、菌から分解して出てきた大腸菌特有の膜タンパク質、膜脂質、各種核酸など）が含まれていることでしょう。

強力ポステリザン軟膏や他の薬のインタビューフォームを見ると、大腸菌死菌浮遊液の作用は次のようになっています。

（1）白血球遊走能を高め、局所感染防御作用を示す。
（2）肉芽形成促進作用により創傷治癒を促進する。

また上記で紹介した製品には漏れなくヒドロコルチゾ

ンが含まれていますので、ヒドロコルチゾンによる血管透過性亢進抑制作用、熱炎症抑制、浮腫抑制等の抗炎症作用があり、大腸菌死菌浮遊液と共同して痔疾の治癒促進に役立つとされています。

②大腸菌死菌浮遊液の作用機序

より具体的な機序についてはインタビューフォームレベルでは記載されていませんでしたので、薬理学や生理学の書籍ならびに検索した文献などで、より具体的に大腸死菌浮遊液の作用機序を見ていきましょう（若干、空想・想像が入りますので、眉に唾をつけてご覧ください）。

１．白血球遊走能を高め、局所感染防御能作用を示す。

今回の症例検討は痔核（いわゆるイボ痔）の患者さんでしたが、痔には痔核、裂肛、痔瘻の３種類があります。いずれも炎症性であり、痔瘻は化膿を伴う感染症にもなるので一般用医薬品の範疇外になります。いずれにせよ、もともと炎症が存在しているので、炎症性細胞やさまざまなサイトカインが周辺に存在している状況と言えます。

大腸菌死菌浮遊液は既に感染力や病原性を失った大腸菌の残骸ですが、生体にとっては異物であることには違いありません。痔周辺に塗布され組織内に浸潤してきた大腸菌死菌浮遊液は、痔周辺に集まっていた炎症性細胞によって異物として認識され、白血球の遊走性を促す物質をさらに放出するはずです。すると生体防御の突撃隊である好中球が最初に塗布された周辺に集まり、大腸菌死菌残骸を貪食するでしょう。さらに好中球より遅れて、血液中の単球が組織に入り込みマクロファージへと分化し、大腸菌死菌残骸を貪食しつつ免疫反応を強化します[#1)]。大腸菌死菌残骸を貪食しにきた彼らは、痔の炎症によって侵入してきた感染症の原因菌も積極的に貪食することでしょう。

さらに好中球やマクロファージから分泌されるさまざまなサイトカインが、周辺の炎症組織に基本的に好影響に作用し、かくして痔周辺の感染防御能は格段にアップするでしょう。大腸菌死菌浮遊液自体の直接的な作用ではなく、生体本来の防御能の増幅をもたらすという作用といえます。言い換えると弱毒化生ワクチンのようなイメージでしょうか？

２．肉芽形成促進作用により創傷治癒を促進する。

この作用も、大腸菌死菌の残骸が直接肉芽形成促進作用を持っているとは考えづらく、死菌の残骸が他の因子に働きかけて肉芽形成を促すと考えた方がよさそうです。

肉芽形成で最も重要となる細胞因子は、マクロファージになると思われます。血中細胞成分の一つであった単球が組織に入りマクロファージに分化する際には、炎症細胞等から分泌されたサイトカインの働きが必要になります。サイトカインの種類によってマクロファージは炎症をより悪化させるM1マクロファージや組織再生と治癒を促進するM2マクロファージの少なくとも２系統に分化します[#2)]。

このM2マクロファージが優勢に作用すると、肉芽形成促進により痔で傷ついた組織の修復が促進されると考えられます。さらにマクロファージが直接肉芽形成に関与するのではなく、マクロファージから産生される増殖因子が線維芽細胞を増殖させて、それが肉芽形成に関与するとされています。肺疾患の一つ肉芽腫性肺疾患の報告[#3)]では、肉芽形成の悪影響の原因サイトカインとして紹介されていますが、創傷部位の肉芽形成にも一役買っていると思われるサイトカインを下記に紹介しておきます。

肉芽腫形成と肉芽腫維持：TNFα（癌壊死因子α）、インターロイキン－1
肉芽腫の維持：MIF（マクロファージ遊走阻止因子）
肉芽腫の壊死阻止：インターフェロンγ
肉芽腫の増大：プロスタグランジンE2α

③まとめ

各薬剤の添付文書やインタビューフォームでの機序説明では、単に白血球が関与して感染防御や肉芽形成促進としかありませんでしたが、白血球とは好中球のことであり、単球から分化したマクロファージのことのようでした。中でもマクロファージの役割が多様で、重要な位置を占めているのではないかと思わせました。しかし、仕方のないこととはいえ、死菌という死の言葉自体が治療薬のイメージとしてはふさわしくないなあという感想を持ちました（大腸菌残渣ではいかがでしょう？）。

参考資料：＃1）ガイトン生理学　原著第13版（2018年）、＃2）ラング・デール薬理学　原著８版（2018年）、＃3）日サ会誌2010,30（1）,93-94“肉芽腫形成におけるマクロファージの役割”

７）局所麻酔薬の内服薬[339)]

登録販売者用の学習会資料を作成していると、対象が一般用薬のため、医療用としては古くから使われている薬によく出会います。今回は一般用薬では第２類医薬品に分類されているオキセサゼイン（医療用ではストロカイン®錠）がらみで局所麻酔薬について「ラング・デール薬理学　原著８版」(2018年）の内容を基に復習してみます。

①痛みの刺激伝導

末梢（いろいろな部位がありますが）での刺激が神経終末の侵害受容体に加わると、Na^{+}チャネルを介した活動電位が発生して、Naチャネルの開閉が次々と求心性(脳へ向かって）に神経を伝わり、途中シナプス（神経と神経の間の接続部分）を介しながら最終的に大脳で痛みを感じることになります。この痛覚を上位中枢に伝える求心性の神経にはＣ線維とＡδ線維の２種類があります。概略を図31で示します。

②局所麻酔薬の作用

局所麻酔薬には痛みの発生源であるNaチャネルによる活動電位が起こらないようにする働きがあります。つまりNaチャネル阻害薬と言ってよいでしょう。Naチャ

図 31　痛みの刺激伝導

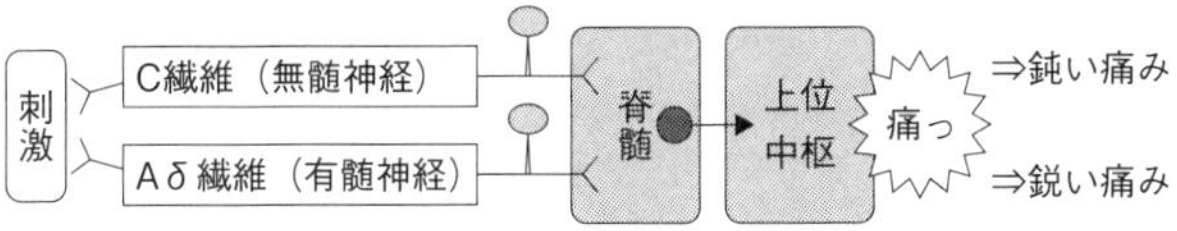

出典元：参考資料５

ネル阻害薬としては抗不整脈薬のＩｂ群リドカイン（キシロカイン®）がありますが、局所麻酔薬としても利用されています。

③局所麻酔薬の物性

多くの局所麻酔薬は弱塩基性で、酸解離定数（pKa）は８～９です。弱塩基性物質は$HB^+ \rightleftarrows H^+ + B$の解離をしますので、パスカラニュース235号でも紹介していたHenderson-Hasselbalchの式では、

$pKa - pH = \log\frac{HB^+}{B}$となり、生理的条件（pH7前後）ではイオン化薬物（HB^+）が多くなります。

局所麻酔薬の作用点は、軸索神経に存在しているNaチャネルの通路の途中にあるとされています。そこへ到達するためには軸索神経細胞内に吸収される必要があるのですが、非イオン化薬しか細胞膜を通過できないため、局所麻酔薬の場合、生理的条件下では少ない量の非イオン化薬しか細胞内に到達できません。さらにNaチャネルの細孔の中にあるアミノ酸と相互作用して物理的に孔をふさぐためには、今度は逆に薬はイオン化する必要が

あります。つまり局所麻酔薬は細胞内に入るときは非イオン化、侵入して作用部位をアタックするときにはイオン化しないといけない何とも面倒な薬なのです。しかし、非イオン化した薬もNaチャネルのpH7になっている細孔の中に出てしまうと、その多くがイオン化するので問題はないようです。結局、投与された薬剤の数よりかなり少ない数が実際には作用していると考えられます。また、作用部位をアタックする２つの経路（図32）があるとされています。

図 32　局所麻酔薬の作用経路

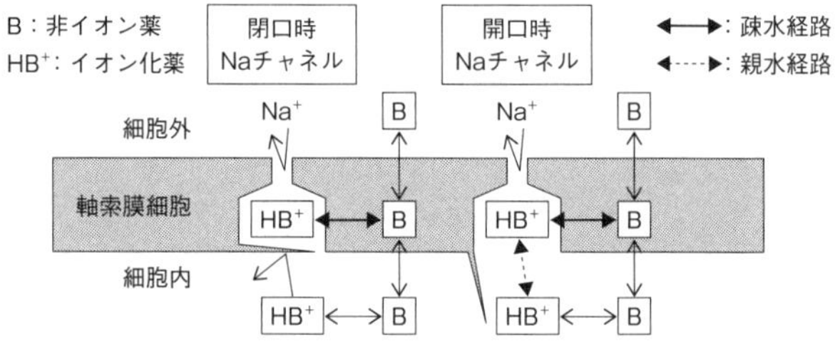

出典元：参考資料３

④主な局所麻酔薬の構造共通性

局所麻酔薬に分類される薬には構造に共通性が見られ、次のような構造体をとります。

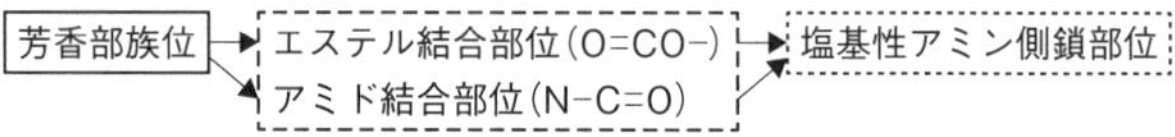

さらに代表的な局所麻酔薬の構造や特徴を表８にまとめました。

表 8　局所麻酔薬の構造と特徴

一般名 (商品名)	構造式 (枠で各部位を区別)	特　徴	pKa
プロカイン (ロカイン)	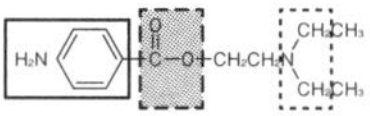	表面麻酔。抗不整脈薬アミサリン®はアミド結合型	8.9
コカイン (コカイン)	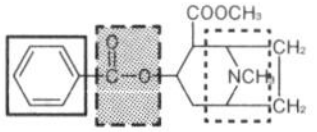	表面麻酔。この系統で唯一の麻薬。習慣性、多幸感を引き起こす	8.6
リドカイン (キシロカイン)	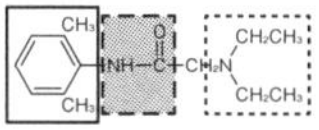	局所麻酔薬のほか、抗不整脈薬として利用	7.9
ブピバカイン (マーカイン)	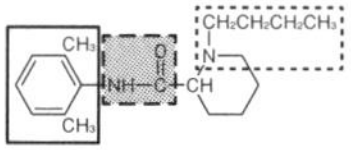	局所麻酔。現在はＳ体のレボブピバカインが主流か？	8.2
オキセサゼイン (ストロカイン)	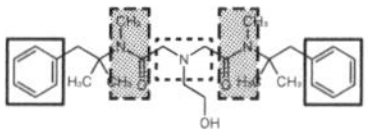	塩基性アミン部を中心にした左右対称形構造	6.3

出典元：参考資料３

⑤最後にオキセサゼインの特徴について

オキセサゼインの適応は胃炎、胃・十二指腸潰瘍等に伴う疼痛など消化器症状の改善にありますが、主たる作用は局所麻酔作用です。本薬は吸収されてからではなく、ガストリン分泌細胞の刺激部位である胃内腔に突起している微絨毛を直接麻酔することで飲食物による刺激感受性を低下させてガストリン※) 分泌を抑制し、また粘膜面の神経受容体を介する上行性刺激をブロックするとされています。これは明らかにNaチャネル阻害作用と考えてよいでしょう。一方でプロカイン等ではpH3以下では効力を発揮しないとされます。それは胃内ではイオン型比率が高く胃周囲にある神経細胞への吸収を妨げているためと推測されます。オキセサゼインのpKaは他剤より低い6.3で、他薬よりは非イオン化体が多く、その吸収量が多そうです。それでも胃酸の影響は強いと思われるので、制酸剤と併用すれば少しでも吸収アップにつながりそうです。

一方で肝心の作用部位でのイオン化体比率は少なくなると思われるので、せっかくたくさんの薬が吸収されても、どれだけ効果が期待できるのかという疑問が新たに生じてきます。

オキセサゼイン錠はある程度の効果は期待できそうですが、結局のところ一般用医薬品レベルの薬といったところでしょうか。

※）ガストリン：胃酸分泌を促すホルモンの一つ。

⑥まとめ

ここで紹介した表面麻酔薬は一般に飲むと吸収されない薬が多く、オキセサゼインは例外的な薬になります。その他の薬は、外用薬や注射薬の形で表面麻酔薬として利用される場合が多いです。

第３章
薬の副作用

薬は「もろ刃の剣」に例えられるように、病気を治すばかりでなく、時には人に悪い影響を与える場合があります。これを副作用と呼んでいますが、治療を続ける上でいつ起きても不思議ではないので、医師は治療という観点から副作用に注意しながら薬を使う一方、薬剤師は薬による危険回避の意味から、薬の副作用のチェックや副作用を起こすような誤った使用をしていないかをチェックする薬の安全管理者の役割を担っていると言ってよいでしょう。

薬剤師が医師と同じ視点で患者を見ていては、単なるミニ医師であり薬剤師の存在意義はなくなるともいわれています。薬剤師が単なる調剤マシーンとして終わるか、医師とは違う視点で薬を捉えて患者さんをサポートすることで将来的にも薬剤師と医師が連携していけるかが、今、問われていると言えそうです[259)]。

医療の中における薬剤師の役割は、実は私の若い頃から現在に至るまで常に問い続けられている問題なのです。

1）副作用の作用機序別分類[153)]

副作用を作用機序別に分ける考え方は、副作用がいつ起こりやすいか、すぐ薬をやめるべき副作用なのかどうかなどの判断基準にもなっています。現実には副作用が出た際には、とりあえずその薬を中止にするケースが多いと感じていますが、知識としてこの機序別分類は必要です。パスカラニュースもこの考え方をベースにした話題がいくつもありますので、簡単に機序分類に触れておきます。この機序の解説は菅野彊氏の著書に記載されていますので、詳細を知りたい方はそちらをご覧ください(巻末参考資料参照)。以下は菅野氏による副作用機序別分類の一部私流の解説になります。

まず副作用を次の3つの機序に分けます。

①薬理作用型、②薬物毒性型、③薬物過敏症型、そして4番目として④機序不明を加えます。これらはさらに再分類されますので以下で概略を解説します。

①薬理作用型

この副作用は薬が持つ本来の薬理作用が過剰になったために出るタイプなので、副作用としての頻度は高いといえます。主症状の改善に影響がない範囲で投与量を減量したり、より温和な同じ効果のある薬への変更という手段がとられ、必ずしも薬を中止しなくてもよいタイプの副作用ともいえます。この副作用はさらに3つに小分類化されます。

1．本来の薬理作用の過剰型

例を挙げると、高血圧の薬で血管を拡張して血圧を下げるタイプの薬があります。血圧が下がり過ぎると低血圧となりふらつき、めまいが起こったりします。下がり過ぎた血圧を元に戻そうと体が反応して心臓の動きが活発になり動悸を起こします。また血管が拡張するため顔面の血管が拡張して顔面が赤くなったり、腎臓の血管が拡張して尿が作られやすくなり頻尿になったりします。これらが本来の薬理作用の過剰型と呼ばれる副作用になります。

2．薬の持つ別の薬理作用の過剰型

例を挙げると、炎症を抑える糖質コルチコイド（いわゆるステロイド）があります。目的とする薬理作用は炎症を抑える作用なのですが、血糖値を上げるという別の作用も持っています。糖尿病の人がステロイド薬を長期に服用すると、血糖値がさらに上昇しやすくなってしまいます。これが別の薬理作用の過剰型と呼ばれる副作用になります。

3．薬をやめるときに出てくる退薬症候群型

このタイプは薬が過剰になる前項までの考え方とは真逆なのですが、薬理作用型の仲間に加えられました。例を挙げると、うつ病に利用されていた薬を急にやめると不穏や焦燥感が強く出たり動悸が強くなったりします。また短時間作用型の睡眠導入薬を急にやめると、かえって不眠が強く出たりします。これまで薬で抑えられていた元の症状が、急に薬から解放されることで強く出てくるような薬も中にはあるわけです。このような薬を中止する場合は徐々に薬の量を減らしていく必要があるので、患者さんには急にやめたりしないでくださいね、と薬剤師は指導します。

②薬物毒性型

毒性というと怖いイメージがありますが、薬が体の組織を通過する際に起こすダメージと考えればよいでしょう。これもその性質から３つに分けられます。

基本的には薬が長期間にわたり利用され徐々に臓器にダメージを与えるケースと、薬を大量に使ったために一気に臓器にダメージを与えるケースが考えられますが、通常の治療で大量投与されることはめったにないので、このタイプの副作用は薬を長期にわたり使うと起こり得ると考えてもよいでしょう。

１．物理的通過傷害

薬が臓器を通過する際に起こる接触性の傷害になります。通常、臓器では修復反応が起こり元に戻りますが、大量投与や長期投与で場合によっては修復が間に合わず傷害が残り副作用となり得ます。薬が通る機会の多い、消化器官や肝臓、腎臓、血液成分などで頻度が高くなります。

２．化学反応由来障害

体内に入った薬は異物と見なされ、体から早く排泄するように体が反応します。その代表的なものが、薬物代謝酵素による薬の水溶性化になります。代謝反応つまり化学反応を起こすと、代謝熱や代謝過程で生じる中間体の高エネルギー物質などにより周辺組織を傷害します。薬物代謝酵素の多い肝臓が標的になりやすいですが、消化器や腎臓などにも薬物代謝酵素は存在しています。

以上２つのタイプの副作用が長期投与の際に気をつけるタイプの副作用です。臓器異常を示す臨床検査値は徐々に悪化してきますので、検査値の観察がこのタイプの副作用モニターには有効です。この場合は薬の減量または薬そのものの中止等が検討されます。

3．催奇形性

これは毒性そのものと言って良いでしょう。特に妊娠2カ月は絶対過敏期と呼ばれ、薬の曝露によって奇形を生じやすい時期といわれています。このタイプの毒性は動物実験の結果として知らされます。また古くからある薬は使用経験上からその危険性が分かります。女性に限らず男性にも避妊対策をとらせる薬もあります。

毒性型としては発がん性も挙げられますが、これも動物実験レベルでの話になりますので今回は割愛します。

③薬物過敏型

微量の薬でも体が異常に強く反応してしまう副作用ですが、このタイプは2つに分類されます。

1．アレルギー型

薬に対して抗体（特にIgE抗体が問題）が作られることによって引き起こされるアレルギー反応の副作用です。多くの薬は小さな分子量しか持っていませんから、薬そのものは抗原になりにくいのですが、その薬が体内の臓器のタンパク質と結合して見かけ上巨大化した場合に、体の免疫系は非自己と見なして抗体を産生して排除しようとするわけです。この場合はいったん抗体ができるとごく微量の薬物が入ってきても反応しますし、その反応は一般に激しく、重大な副作用の多くはアレルギー性に分類されています。このタイプの副作用では即中止が原則であり、再投与は禁止になります。さらに、構造の似た薬の投与も同じ抗体が反応し得るので使用を避ける方が無難です。

このタイプの副作用は抗体生成の過程を考えると２回目投与以降に起こる可能性が高く、特に投与開始半年以内に起こる頻度が高いとされています。初投与から半年はアレルギー反応性副作用をチェック、それ以降は薬物毒性型副作用をチェックするのが基本的な対応になります。

２．特異体質型

薬は一般に体内で代謝酵素の働きで体外へ排泄されやすい形になりますが、人によっては遺伝的に代謝酵素の量が少ない場合があります。そのような特異体質の人に、ある特定の薬の普通量を投与すると薬の代謝が遅れて体内に蓄積して副作用が起こり得ます。その場合は薬の量を減らすか、他の薬に変更する必要があります。

④まとめ

副作用の機序分類を知っておくことはその後の対応にもつながり非常に有用ですが、機序別に分類できない場合も多いです。ある医療機関の副作用報告を分類する機会があったのですが、薬理作用型33%、薬物毒性型27%、薬物過敏型20%、機序不明20%でした。薬理作用型が多いと本文では記載しましたが、意外に突出していない結果となりました。これは薬理作用型を当たり前、薬物過敏型は大変と考えた報告者によるバイアスが働いたものと思われます。また機序不明が多いのも分かっていただけると思います。機序別分類に必要な薬理作用をどこまで適用できるのかの判断が難しいと感じました。

2）テトラサイクリン系抗生物質の副作用例[230、231)]

慢性疲労症候群という珍しい病気の患者さんの症例検討からの話になります。筋痛性脳脊髄炎/慢性疲労症候群（ME/CFS）とも呼ばれ、原因不明で対症療法しか治療法がないとされています。感染症をきっかけにして発症する場合もあり、今回の患者さんには今までに３種類のテトラサイクリン系の抗生物質が処方されていました。しかし、その中でも副作用が出ており、投与順に記載すると次のようになります（表９）。

①ミノサイクリン

最初に投与されたテトラサイクリン系抗生物質で３日間続く強いめまいがあったそうです。中枢へも移行する薬のため中枢での通過傷害としてめまいを引き起こした可能性があり、機序分類の薬物毒性型としました。投与期間は短いですが、薬理作用や薬物過敏では説明がつか

表９　テトラサイクリン系による副作用発症状況

薬剤名（一般名）	副作用症状	転帰
①ミノマイシン（ミノサイクリン）	３日間続く強いめまい	中止②へ
②アクロマイシン（テトラサイクリン）	顔の発疹。めまい・ろれつ回らず	中止③へ
③ビブラマイシン（ドキシサイクリン）	軽い下痢（整腸剤で軽快）	継続中

ないことも判断材料となります。

②テトラサイクリン

ミノサイクリンで副作用が出たために第２のテトラサイクリン系薬剤が処方されましたが顔に発疹が出て、かつめまいやろれつが回らない症状が出ました。発疹は明らかに薬物過敏症のアレルギー型の副作用と判断できます。同じ骨格系のミノサイクリンが抗原となって交差アレルギー反応が発生したと考えられます。めまい等の症状は、ミノサイクリンと同様に脳内に移行して中枢へ悪影響を与えた薬物毒性型と考えました。

③ドキシサイクリン

テトラサイクリンで副作用が出たので第３のテトラサイクリン系薬剤が処方されました。軽い下痢が出て、整腸剤のミヤBM®で症状が改善されたことから、本剤の本来の薬理作用である抗菌作用が腸内細菌叢をかく乱して下痢を引き起こしたと考えられるので、下痢の副作用は薬理作用型と判断できます。

以上のようにこの患者さんに起こった副作用の機序別分類をしたつもりですが、奇妙な点に気が付きます。②テトラサイクリンによるアレルギー性副作用が本当であれば、③ドキシサイクリンを投与した際も構造が似ているので似たようなアレルギー性副作用が起きても不思議はないはずです（図33）。

図 33　テトラサイクリン系の構造式

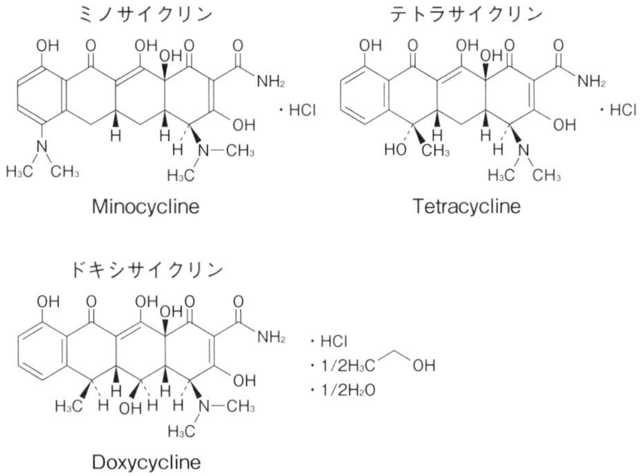

現にこの３剤の１つでアレルギーが起こると他の２つでもアレルギーが起こるという交差アレルギーの報告もあります（参考資料22）。では②テトラサイクリンによる顔発疹はアレルギー性ではなかったのでしょうか？アレルギー性と見間違える発疹に寒冷湿疹などの物理的刺激によるタイプが知られています。ヒスタミン等のアレルギー症状を引き起こす物質を中にため込んでいるのが肥満細胞（マスト細胞とも言います）ですが、寒冷刺激や接触刺激などの何らかの物理的な刺激がその刺激付近に存在する肥満細胞の破損を引き起こして、中にあったヒスタミンを放出してしまうという現象です。ヒスタミンが放出される以上、皮疹や発赤、かゆみ等が出てしまいます。

②テトラサイクリンによる発疹は、この物理的刺激、つまり機序分類でいう２番目の薬物毒性型の物理刺激による可能性が高いと思われます。機序別分類１番目の薬理作用ではほぼ考えられず、３番目のアレルギー反応説では、３回目で使用した③ドキシサイクリンで発疹などのアレルギー反応が起きなかったことの説明がつかないからです。

④まとめ

機序別分類からの推論でしかないのですが……、ミノサイクリンの脳内移行で強いめまいが生じたものの、投与期間中には免疫学的な感作は起こらなかった。次にテトラサイクリンを投与したところ、顔の肥満細胞に直接物理的傷害を引き起こしてヒスタミンが放出されて発疹を起こした。通常量で肥満細胞に傷害を与えたという意味から、この患者さんの肥満細胞はテトラサイクリンを受け入れるには構造的にあまりに脆弱過ぎた可能性があるのかもしれません（この意味で特異体質だった）。逆に他の２薬で物理的障害の顔発疹が起きなかったのは、薬物動態の相違が関連しているのかもしれません。テトラサイクリンは１日４回投与製剤なので、C_{max}が１日４回も肥満細胞にスパイクのように突き刺さるのですから……（他方、ミノサイクリン、ドキシサイクリンはともに１日１～２回の服用でした）。

副作用の機序別分類は、いつ頃その副作用が起こり得るのかとか、その副作用が起きたときにはどのような対応をするのがよいのかを教えてくれる便利な分類法と思われますが、実際に起こる副作用は機序を特定するのが難しい場合も多いと考えられます。今回のテトラサイクリン系の例は薬物過敏型と考えられるのですが、小分類では特異体質型で肥満細胞の患者特有の脆弱性を原因として、通常量（本患者は低体重で過量だった可能性もあり）でも薬物毒性型が強く出たと推測しました（特異体質型と薬物毒性型の混合事例）。

それにしてもテトラサイクリンで即中止扱いのアレルギー性を疑う副作用が出たにもかかわらず、交差アレルギーの可能性が高い同骨格系薬剤のドキシサイクリンの投与は普通、躊躇すると思われるのですが、あえて投与された処方医の判断はいかなるものだったのかが知りたいところです。

3）重大な副作用から見える薬の性質[158)、175)]

重大な副作用とは添付文書での表現ですが、その症状を放置すると死亡や障害を残す可能性のある副作用を意味します。同じ病気に利用される薬が何種類かあった場合、重大な副作用を比較することで、その薬の特徴が見えて、その薬とどう付き合えばよいのかが分かるのではないかというのがこの項目の企画になります。

①抗不整脈薬[158)]

一般に抗不整脈薬はボーン・ウイリアムズ分類で4群に分けられます。大まかに説明すると次のようになるでしょう。

１．Ⅰ群：Naチャネル阻害薬

Ⅰ群はNaチャネルとの結合性やKチャネルへの作用の違いからさらに３つに細分類されます。

❶Ⅰa群（Naチャネルとの解離は中間から比較的遅い。Kチャネルの閉口作用あり）：

抗不整脈作用が強く、催不整脈作用（逆の作用だが重大な副作用として出現する）もあり。抗コリン作用があるため房室ブロックを起こしにくい利点があるものの口渇、便秘、排尿障害などの特有の副作用の他、膵臓β細胞のKチャネルの閉口作用（インスリン分泌亢進）による低血糖のリスクがある。

❷Ⅰb群（Naチャネルとの解離は早い。Kチャネルの閉口作用あり）：

Ⅰ群の中では作用は弱めで、上室性不整脈には効果が薄いため心室性不整脈の使用に限定される（例外としてアプリンジンは上室性にも適応あり）。

❸Ⅰc群（Naチャネルとの解離が遅い。Kチャネルには影響を与えない）：

Ⅰ群の中では最も長くNaチャネルと結合し、効果も大きい。重大な副作用として催不整脈作用もあり。

２．Ⅱ群：心臓のアドレナリンβ_1受容体遮断薬（βブロッカー）

心臓のβ_1受容体を遮断して心拍数の減少、興奮伝導を抑制する。Ⅰ群と比べ効果は弱いとされるが、心保護作用が期待でき、臨床的には利用しやすい。

3．Ⅲ群：Kチャネル阻害薬

心室細動にも適応を持ち生命の危険のある不整脈のみに使用される。催不整脈作用もある。Kチャネル阻害以外の作用を併せ持つものが多い。

4．Ⅳ群：Caチャネル拮抗薬

洞結節や房室結節の活動電位発生のきっかけは他の心臓の部位のようなNaチャネルではなく、Caチャネルの開口がきっかけとなるため、Caチャネル拮抗薬は主に心房や上室の不整脈の適応となる。心室不整脈には適応を持たない。

（表10で各群の代表的薬剤の重大な副作用を比較してみます）

5．まとめ

❶Ⅰa群

抗不整脈作用が強い代わりに催不整脈作用も強く、心室頻拍等の心臓系副作用の項目が多くなっています。

Ⅰa群は膵臓β細胞のATP感受性Kチャネルに少なからず抑制的に働きかけるため、インスリン分泌を促し（スルホニルウレア系と同じ作用）、低血糖を引き起こす副作用を持っています。この特徴は他の抗不整脈薬では見られません。同じKチャネル阻害薬のⅢ群アミオダロンでは低血糖の報告がないので、Ⅲ群はATP感受性Kチャネルを阻害しない可能性が高いでしょう。

Ⅰa群は抗コリン作用が強いとされていますが、それを反映するようにジソピラミドでは抗コリン作用に基づくと思われる麻痺性イレウスや緑内障悪化の発症が記載されています。

❷Ｉｂ群

心抑制作用もＩ群の中では弱い位置付けを反映してでしょうか、心臓関連副作用の項目数がＩ群の中では最も少なくなっています。

その一方で、メキシレチンは心臓以外の副作用が多岐にわたり、特にアレルギー性の皮膚疾患や中枢神経系への薬理作用がらみと思われる幻覚や錯乱の報告があります。

❸Ｉｃ群

Ｉ群の中では最も抗不整脈作用が強く、Ｉａ群と同様に催不整脈作用も強いためか心臓に関連する副作用項目数が多くなっています。

心臓以外の重大な副作用は、他のＩ群と比較すると少ない印象があり、Ｉｃ群は心臓への選択性が高い薬と言えそうです。

❹Ⅱ群

致死的になりそうな心室への悪影響は少ない内容になっていますが、βブロッカー特有の呼吸困難などの呼吸器系への影響が見られます。

❺Ⅲ群

毒薬指定のアミオダロンは致死的な心臓への副作用もさることながら、肺への副作用が特徴的と思われます。また、甲状腺機能低下症も高頻度（７％）で認められます。この副作用は、末梢組織における弱活性型甲状腺ホルモンT_4から強活性型ホルモンT_3への変換を阻害するためとされています。

❻Ⅳ群

ベラパミルは心臓選択性Caチャネル拮抗薬で上室性不整脈の適応を持っています。その関係かもしれませんが、致死的になりかねない心室への副作用（細動、頻拍）の記載はありません。

ベプリコールはCaチャネル拮抗作用以外にNaチャネルやKチャネルの抑制作用もあるため、心室性、上室性双方の不整脈に適応を持つ一方で、致死的となりかねない心室関連の副作用の記載があります。

以上のように重大な副作用を薬剤ごとに並べて比較することで、抗不整脈薬の特徴を大まかにでも捉えられると思います。

②認知症治療薬[175)]

認知症治療薬とされていますが、正確には認知症の進行を遅らせる薬になります。現在２系統４成分があります。１系統目は３種類のアセチルコリンエステラーゼ阻害薬、２系統目がグルタミン酸受容体のNMDA受容体阻害薬です。ここでは同じ作用機序である３種類のアセチルコリンエステラーゼ阻害薬の重大な副作用を比較することにします。

脳神経の変性による脳内アセチルコリン分泌量の減少

が認知機能に影響を与えるため、なるべくアセチルコリン量を減らさないようにしようとアセチルコリンの分解酵素を阻害する薬が利用されています。現在の認知機能を半年から恐らく1年程度延長する効果が期待できるとされています。それぞれの薬剤の特徴を下記に示しておきます（表11)。

1．ドネペジル（アリセプト®：内服薬）

軽度から重度に適応あり。アセチルコリンエステラーゼの阻害作用。1日1回3mgから開始、1～2週間かけて1日5mgまで増量する。重症例には1日10mgまで増量できる。3mgでは臨床効果が期待できないとされてきましたが、最近では医師の裁量で低用量でも維持療法が可能になってきているようです。維持量までの観察期間は1～2週間。

2．ガランタミン（レミニール®：内服薬）

軽度から中等度までの適応あり。アセチルコリンエステラーゼの阻害作用のほか、シナプス前後にあるアセチルコリン受容体に結合してアロステリックな効果によりアセチルコリンの親和性を高める作用がある。1日8mg分2から開始し、4週間後に1日16mgに増量して維持量とする。さらに4週間後1日24mgまで増量維持することも可能。維持量までの観察期間は4週間。

3．リバスチグミン（イクセロン®パッチ/リバスタッチ®パッチ：貼り薬）

軽度から中等度までの適応あり。脳内のアセチルコリンエステラーゼ阻害作用に加えて、病状の進行に伴い脳

表 10　抗不整脈薬の代表的薬剤と重大な副作用のまとめ

一般名	シベンゾリン	ジソピラミド	メキシレチン	アプリンジン
商品名	シベノール	リスモダン	メキシチール	アスペノン
重大副作用\クラス	Ⅰa	Ⅰa	Ⅰb	Ⅰb
心停止		●		
心室細動	●0.1%未満	●		
心室頻拍	●0.1～5%	●	●0.1%未満	●0.1%未満
トルサード・ド・ポアンツ	●			
心室粗動		●		
既存不整脈悪化				
QT延長				
上室性不整脈	○0.1～5%			
房室ブロック		○	●不明	
洞停止		○		
洞房ブロック				
心不全	○0.1～5%	○		
徐脈				
心房粗動		○		
血圧低下				
アダム・ストークス発作				
失神		○		
心胸比増大				
心原性ショック	○0.1%未満			
低血糖	●0.1～5%	●		
腎不全			○不明	
急性腎不全				
肝機能障害	○	○	○0.1～5% 未満	○不明
黄疸	○	○	○0.1%未満	○0.2%未満
循環不全性肝障害	○0.1%未満			
劇症肝炎				
肝硬変				
ショック	○0.1%未満			
アナフィラキシー	○不明			
中毒性表皮壊死症			●不明	
皮膚粘膜眼症候群			●0.1%未満	
紅皮症			●0.1%未満	
過敏症症候群			●不明	

プロパフェノン	ピルシカイニド	アテノロール	アミオダロン	ベラパミル	ベプリジル
プロノン	サンリズム	テノーミン	アンカロン	ワソラン	ベプリコール
Ⅰc	Ⅰc	Ⅱ	Ⅲ	Ⅳ	Ⅳ
			●0.2%		
●不明	●0.09%				●不明
●不明	●0.22%				●0.2%
			●0.3%		
			○1.8%		
					○4.2%
○不明	○不明	○0.1%%未満	○0.3%	○不明	○0.1%未満
○不明	○0.11%			○不明	○0.1%未満
○不明		○0.1%未満			
	○不明	○0.1～5%	○1.2%	○不明	
○不明		○0.1～5%	○2.5%	○不明	
			○0.6%		
○不明	○0.04%	○0.1%未満		○（意識消失）	
		○0.1-5%満			
	○不明				
○不明	○0.04%		○1.3%		
○不明					
			○不明		
			○不明		
				○不明	

一般名	シベンゾリン	ジソピラミド	メキシレチン	アプリンジン
商品名	シベノール	リスモダン	メキシチール	アスペノン
重大副作用\クラス	Ｉａ	Ｉａ	Ｉｂ	Ｉｂ
多形滲出性紅斑				
乾癬型皮疹				
幻覚			●不明	
錯乱			●不明	
痙攣		○		
間質性肺炎	○		○不明	○0.1%未満
好酸球性肺炎			○不明	
肺線維症				
肺胞炎				
肺胞出血				
急性呼吸窮迫症候群				
呼吸困難				
喘鳴				
気管支痙攣				
無顆粒球症		○		○0.1%未満
顆粒球・白血球減少	○0.1%未満			
貧血	○0.1%未満			
血小板減少	○0.1%未満			
紫斑病				
麻痺性イレウス		●		
緑内障悪化		●		
甲状腺機能亢進症				
甲状腺炎				
甲状腺機能低下症				
抗利尿ホルモン不適合分泌症候群				

・●印は本文で取り上げた副作用　　・%はパスカラニュース158号（2015年）作成時の副作用発生

内でも増加してくるブチリルコリンエステラーゼも阻害する。１回4.5mgを１日１回貼付から開始し、４週間ごとに4.5mgずつ増量し１日18mgを維持量とする。維持量までの観察期間は12週間。

プロパフェノン	ピルシカイニド	アテノロール	アミオダロン	ベラパミル	ベプリジル
プロノン	サンリズム	テノーミン	アンカロン	ワソラン	ベプリコール
Ⅰc	Ⅰc	Ⅱ	Ⅲ	Ⅳ	Ⅳ
				○不明	
				○不明	
			●1.9%		○0.1%未満
			●1.1%		
			●不明		
			●不明		
			●不明		
			●不明		
		●0.1%未満			
		●0.1%未満			
		●0.1%未満			
					○不明
		○0.1%未満			
		○0.1%未満			
			●0.6%		
			●不明		
			●7.1%		
			○不明		

前項と同様に、各薬剤がどのような重大な副作用（●）を持っているかをまとめると表11のようになります（2018年２月時点のデータ）。△はその他の副作用です。

以上の結果をまとめますと、以下のようになります。

・重大な副作用（アレルギー型を含みます）が多いほど

表 11　アセチルコリンエステラーゼ阻害薬の重大な副作用

一般名	ドネペジル	ガランタミン	リバスチグミン
商品名	アリセプト	レミニール	イクセロン/ リバスタッチ
QT延長	●	●	
心室頻拍	●		
心室細動	●		
洞不全症候群	●		●
洞停止	●		
（高度）徐脈	●	●	●
心ブロック	●	●	● （房室ブロック）
失神	●	●	●
心筋梗塞	●		●
狭心症			●
心不全	●		
消化性潰瘍	●	△ （胃潰瘍）	● （胃・十二指腸潰瘍）
十二指腸潰瘍穿孔	●		
消化管出血	●		● （胃腸出血）
重度嘔吐 （食道破裂）	△ （嘔気・嘔吐）	△ （悪心・嘔吐）	●
脱水			●
肝炎	●	●	●
肝機能障害	●		
黄疸	●		
脳性発作	●		
脳出血	●		● （脳血管発作）
脳血管障害	●		
痙攣発作			●
幻覚	△	△	●
激越	△ （易怒・興奮）	△	●
攻撃性	△	△	△
妄想	△		

一般名	ドネペジル	ガランタミン	リバスチグミン
商品名	アリセプト	レミニール	イクセロン/リバスタッチ
せん妄	△	△	●
錯乱	△		●
意識消失		△	
錐体外路障害	●	△（パーキンソニズム）	
悪性症候群	●		
横紋筋融解症	●	●	
呼吸困難	●	△（咳嗽）	
急性膵炎	●		△（膵炎）
急性腎障害	●		
原因不明の突然死	●		
血小板減少	●		
急性汎発性発疹性膿疱症		●	
合計数	27	7	17

薬理作用も強いと単純に考えますと、

ドネペジル（27個）＞リバスチグミン（17個）＞ガランタミン（７個）

となり、薬理作用の強さは上の順になると考えられます。

・それぞれの薬の臨床効果の強さを適応症の相違からみると、

重度までのドネペジル＞中等度までのリバスチグミンとガランタミン

実際の臨床効果の強さも上の順になると考えてよさそうです。

臨床効果がほぼ同程度と考えられるリバスチグミンとガランタミンですが、なぜ、重大な副作用の数に差が見られるのでしょうか。次に部位別に重大な副作用の特徴を見ていきましょう。

1．心臓系の副作用

各薬剤のアセチルコリンによる過剰な作用によって洞房結節や房室結節のムスカリン受容体が刺激され、その結果抑制的な作用となり、電気信号の伝達速度が減少し徐脈になります。さらに徐脈がQT延長の原因となり、心室頻拍などの重篤な副作用を引き起こすことが知られています。

❶ドネペジル

重大な副作用の数の多さから見て、心臓への副作用が他薬より大きいらしいと分かります。副作用が多い分、薬理作用の強さを反映して、他剤にはない重度の症例への適応を可能にしているのかもしれません。

❷ガランタミンとリバスチグミン

不整脈の項目数は同じ（４個）ですが、虚血性心疾患（心筋梗塞、狭心症）に関する限りリバスチグミンの作用が強く出ています。

いずれの薬剤もアセチルコリン本来の作用である心臓への負荷には気を付けるべきだろうということが分かります。

２．消化器系の副作用

アセチルコリンは腸管を収縮させて腸管運動を活発にします。また胃では胃酸分泌を亢進します。その影響が消化性潰瘍などの副作用と連動していると考えられます。

❶ドネペジルとリバスチグミン

同じ項目数（３個）の副作用が見られます。ドネペジルはもともと作用が強く、リバスチグミンのターゲットとなるブチリルコリンエステラーゼは血清中にも多いことから、末梢性の副作用も出やすいのかもしれません。なおリバスチグミンはもともと消化器系副作用が強いため、内服薬から貼付薬に変更になった経緯があります。

❷ガランタミン

消化器系の重大な副作用がなく、他の２剤と比べて穏和な印象を与えています。

３．肝臓の副作用

３剤とも肝炎の記載があります。薬剤性の肝障害は、薬物アレルギー型と薬物中毒型（通過傷害型）に分類されます。重大な副作用に記載のある肝障害はアレルギー型の場合が多く、少なくともすぐに原因の情報が得られない場合はアレルギー性として対応し、中止するのが望ましいとされています[153]。３剤とも肝炎の疑いが出た場合はすぐに中止するように対応するべきでしょう。

４．脳の副作用

血管に対するアセチルコリンの作用は血管内皮には弛

緩作用（血圧低下）、内皮が傷害された血管には収縮（血圧上昇や血管の攣縮⇒狭心症の誘因にもなる）を示すため、血管の状況によっては脳出血を起こす可能性があります。またアセチルコリンによる脳神経の興奮増強が痙攣やてんかんを引き起こす可能性があります。表の結果から次のような構図が見て取れます。

❶ドネペジルとリバスチグミン

脳への作用が強く出ている。

❷ガランタミン

脳への副作用記載がないため、他２剤と比べ穏和なイメージがある。

５．錐体外路症状の副作用

黒質線条体系のドパミン経路の介在ニューロンの一部では、アセチルコリンが優位になるとドパミンの作用が減弱されパーキンソン病症状（錐体外路症状）を来すことが知られています。脳内でのアセチルコリンの作用が強いほどドパミン作用が減弱して、錐体外路症状が強く出てくる可能性があります。

❶ドネペジル

３剤の中で唯一、錐体外路症状が重大な副作用として挙げられています。それだけ強い間接的な抗ドパミン作用があると言えます。またレビー小体型認知症に使った際の発症頻度が高い（9.5%）との記載がありますが、これはレビー小体型認知症自体がパーキンソン病の拡張型であるためでしょう。もともと錐体外路症状が出やすい認知症にアセチルコリン増強型薬剤を利用するわけですから、発症頻度も当然高くなるのが道理です。またレビー小体型は一般に薬剤感受性が高くなっているので少量から薬剤を使う必要があります。

❷ガランタミン

「その他の副作用」の中で、「パーキンソニズム」と「錐体外路症状」が記載されています。「重大な副作用」の項目に記載されていない以上、その程度は軽めと考えてよさそうです。

❸リバスチグミン

錐体外路症状やパーキンソニズムという記載がありません。唯一類推させるのが「その他の副作用」の頻度が１％未満の「振戦」になります。他の２剤と比べると抗ドパミン作用がかなり弱いと考えてよさそうです。

☛河野医師らのグループ（参考資料25）によると、ドパミンの抑制作用が強くパーキンソン症状が現れやすい順番はドネペジル＞ガランタミン＞リバスチグミンとなっており、添付文書から類推した通りとなっています。

６．興奮性精神症状の副作用

タバコに含まれるニコチンが体内のニコチン受容体に作用して覚醒・興奮作用を示すように、アセチルコリンもニコチン受容体を刺激して興奮的に作用すると考えれば、アセチルコリン作用増強型薬剤が興奮性の精神症状を引き起こすであろうことはある程度理解できます（それが易怒性や攻撃性にまで結び付くかどうかまでは分かりません）。

❶リバスチグミン

本剤のみ「重大な副作用」に興奮性精神症状「幻覚など」の副作用が記載されています。

❷ドネペジル、ガランタミン

興奮性の副作用は「その他の副作用」に記載されており、重大視されていない印象があります。しかし前出の河野医師の資料によると、ドネペジルの興奮性副作用が問題視され少量維持療法によって易怒性が治まり症状の進行抑制効果も継続できているとしています。彼らの評価ではドネペジルが強興奮作用、次にガランタミンとリバスチグミンが弱興奮作用の位置付けになっています。

7．脱水の副作用

「脱水」を重大な副作用として記載しているのはリバスチグミンのみです。理由として「下痢や嘔吐の持続により脱水状態になるため」としています。

❶リバスチグミン

もともと消化器症状の副作用が強いため貼付剤となった経緯がありますが、貼付剤となった今も他の薬剤と比べると消化器症状が強く出る可能性を秘めているのかもしれません［（2）消化器系の副作用を参照］。

❷ドネペジル

「その他の副作用」にも「脱水」の副作用記載はありません。低用量での消化器症状への慣らし服用期間が１～

２週間と最も短い本剤は、それだけ消化器症状への慣れも早いと考えられ消化管への負荷が他の２剤よりは緩和されているのかもしれません。

８．まとめ

ここまでのまとめでは臨床効果が同等らしいガランタミンとリバスチグミンで、なぜガランタミンに重大な副作用の数が多いのかは分かりません。そこで次のように考えてみるのも一つの理解方法かと思い、紹介してみましょう。それには各薬剤の血中での薬物動態を追うという手段を用います。既に第１章で取り扱った分野になりますが、利用するのはドネペジルを含む抗コリンエステラーゼ阻害薬の体内動態パラメーターの血中濃度半減期になります。添付文書から、

ドネペジルの半減期：約90時間

ガランタミンの半減期：約９時間

リバスチグミンの半減期：約３時間（貼付剤を剝がした後の半減期）

図34では、Qflexという血中濃度シミュレーションソフトを利用して血中濃度の推移を数日間追跡してみます(ただし、リバスチグミンのみ添付文書のグラフ)。

❶定常状態の有無（第１章参照）

（１）ドネペジル：１日１回（24時間ごと）　24÷90≒0.3　＜３　⇒定常状態あり（17日後）

（２）ガランタミン：１日２回（12時間ごと）　12÷９≒1.3　＜３　⇒定常状態あり（1.7日後）

（3）リバスチグミン：1日1回　⇒徐放型貼付剤で緩やかなピークあるも1日中ほぼ一定の血中濃度

❷副作用の強さと血中濃度の関係とは

（1）ドネペジル

血中濃度は徐々に上がっていき、定常状態に達すると血中濃度の振れ幅の少ない上下動を繰り返しているのが分かります（図中の両矢印）。低い血中濃度になるときがなく高い血中濃度に絶えずさらされているとみなせます。

（2）ガランタミン

定常状態は存在していますが、血中濃度の振れ幅が大きくなっています。その分、1日の中で低い血中濃度の時間帯が存在していることになります。血中濃度の低い時間帯の存在が副作用の少なさに関わっている可能性があります。臨床効果は、一定の平均的な血中濃度が保たれていれば中等度までの適応に十分耐えられる薬剤であるともいえます。

（3）リバスチグミン

定常状態の存在というよりも貼付剤から徐々に放出される薬剤が血中に移行するため、一日中ほぼ一定の血中濃度を保つと考えてよい薬剤です。つまり低い血中濃度になる時間帯がないという意味ではドネペジルと同じで、ガランタミンと比べると副作用も多くなってしまうのではないでしょうか。かといってドネペジルより元々の臨床効果

図 34　血中濃度の推移

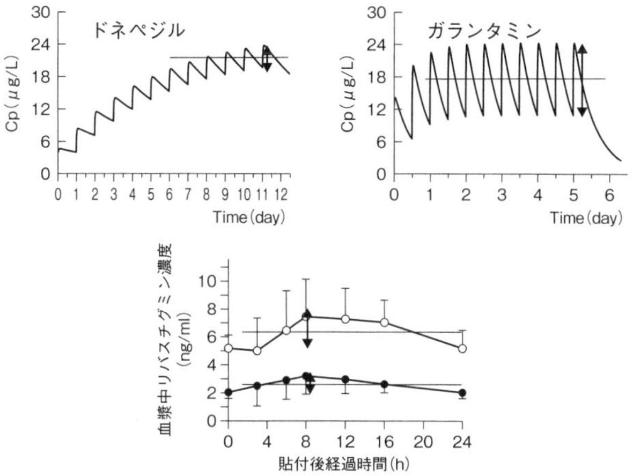

が弱いので、適応は中等度までにとどまっている薬剤といえそうです。ガランタミンと比べて副作用が多いのは、血中濃度の動態の違いにも原因がありそうです（グラフ中の●は9mg製剤、○は18mg製剤投与時）。

④まとめ

認知症の薬も重大な副作用と薬物動態を組み合わせると、その薬の特徴が見えてきたのではないかと思います。ただ日常の業務の中で比較検討して評価できるかというとなかなかできないのが現状ではないでしょうか。

4）添付文書の重大な副作用の肝障害はアレルギー型副作用か[153)]

ある研修会で薬物肝障害の副作用を検討していたときの話です。講師の先生の話では、添付文書に記載された重大な副作用の肝機能障害はほぼアレルギー型副作用であり、その他の副作用にのみ肝機能障害がある場合は薬物毒性型副作用と考えてよいとのことでした。

アレルギー型であれば重篤なので、その他の副作用に記載されることはないだろうというのは予想できますが、重大な副作用の肝機能障害は本当にアレルギー型副作用と考えてよいのかという疑問が残ります。その疑問を解決すべくPMDAの「重篤副作用疾患別対応マニュアル『薬物性肝障害』平成20年」の内容を参考にして調べたものが、今回の内容になります。副作用の分類表現が菅野彊氏の機序別分類と若干異なる表現でしたが、ここでは菅野氏流の副作用機序別分類の表現で統一します。

対応マニュアルで副作用機序が分かる薬剤は26種類でした。それらを機序別に分け、添付文書上で重大な副作用として記載されている数をまとめると表12のようになりました。

表 12　薬物性肝障害の分類

機序	数	機序細分[1]と数		重大な副作用扱い
アレルギー	17	アレルギーのみ	11	11
		アレルギー＆特異体質	5	5
		アレルギー＆その他	1	1
特異体質	2			2
薬物毒性	7	薬物毒性のみ	6	5[2]
		薬物毒性＋副次薬理作用	1	1

1）アレルギー以外の合併機序分は全てアレルギー型に分類した。
2）残りの１つはその他の副作用として記載されていた。

これらから言えることは

（1）アレルギー型の肝障害は、添付文書上、全て重大な副作用として記載されている。

（2）特異体質の肝障害も全て重大な副作用として記載されている。

（3）薬物毒性の肝障害は、添付文書上、１種を除いて重大な副作用として記載されている。

したがって、重大な副作用に肝機能障害が掲載されているからといって、全てが薬物アレルギーによるものだとは断定できないことになります。ただし、その例外は少なさそうです。

さらに添付文書を見てみますと、肝機能障害が発生した際の添付文書上の処置の表現の違いが認められます。「投与を中止し、適切な処置をする」という中止しか選択の余地のない記載と、「投与を中止するなど、適切な処置をする」という言外に減量も意識に置いたような記載があります。

その記載の違いに本当に意味があるかどうかは定かではありませんが、例えばリウマトレックス®の重大な副作用を見てみますと、重篤な肝障害（薬物毒性）は「投与を中止するなど」、間質性肺炎（アレルギー性）では「投与を中止する」となっており、同じ薬剤でも処置表現の違いがみられ、案外、表現の違いに意味がありそうです。そこで、表現の違いで分類してみると表13のようになります。

これらから言えることは、

（1）アレルギー性の場合は投与を中止する場合がほとんどである（本来、全て中止すべきとされます）。

（2）特異体質の場合はすべて中止。

（3）薬物毒性の場合は中止しない場合もあるようだ。

平成20年の記事でしたが、肝機能障害の機序が分かっ

表 13　薬物性肝障害の処置記載

機序	処置	報告数
アレルギー	投与を中止し、適切な処置	14 （1つは直ちに中止）
	投与を中止するなど、適切な処置	3
特異体質	投与を中止し、適切な処置	2 （1つは直ちに中止、再投与禁止）
	投与を中止するなど、適切な処置	0
薬物毒性	投与を中止し、適切な処置	3
	投与を中止するなど、適切な処置	4

ている薬物と添付文書を見比べてみた結果から言える結論は、添付文書に「重大な副作用に肝機能障害」が掲載されているとき、

（１）アレルギー型である可能性が非常に高い（頻度が高い）
（２）処置で「中止する」という表現があれば、アレルギー型である場合が多い

となり研修会の講師の話された内容と一致するようです。さらに対応をまとめると以下のようになるでしょう。

（１）重大な副作用で肝機能障害等の記載があれば、まずアレルギー型を疑って対応をする。
（２）アレルギー型の方がより重篤化しやすので、アレルギー型か薬物毒性型か迷うケースはアレルギー型として対応した方が安全である。

まとめ

ここでは、何でも人の言うことを鵜呑みにして良いのかという問題提起でしたが、ついつい人の示したデータを疑ってしまうのが私の悪い癖です。いったん自分なりに納得できる調査をしてみるのもよいかと思います。今回は私が信頼を寄せる先生の講演内容だったので、結果が合っていてほっとした内容になります。

５）歯肉肥厚という副作用[273)]

アムロジピンなどジヒドロピリジン系で有名な副作用で、菅野氏の機序別分類では以前は薬物毒性型でしたが、

最近では薬理作用型に分類されています。そこで歯肉肥厚の薬理作用型副作用について検討します。

①歯肉肥厚とは

歯茎が腫れてくる副作用で、口の中が痛み、食事がしにくくなります。局所的な副作用のため軽度の副作用分類になりますが、患者さんのQOLに大きな影響を与える副作用でもあります。ある医療系団体の副作用モニター情報（319）[#1]を見ますと、１年３カ月間でのアムロジピンの副作用報告が130件あり、そのうち皮疹15件、歯肉肥厚15件、めまい・たちくらみ10件、ほてり10件、その他となっており、歯肉肥厚が決してまれな副作用ではないことが示されています。また２症例が紹介されており１例はアムロジピンの中止後４カ月で治癒、もう１例は中止後に歯科受診して歯肉部切除により治癒とあります。いったん、歯肉肥厚になってしまうと中止しても治りが遅いことがうかがえます。

歯肉肥厚が発症した場合は、多くの添付文書で薬剤を中止する指示が出ています。なお歯肉肥厚は歯垢（プラーク）が増悪因子とされ③−（２）項の内容と矛盾しますが、プラーク管理で予防・治療に効果があるとされています。

②歯肉肥厚の副作用がある薬とは

アルフレッサ社のSAFE-DIで副作用検索してみたところ、前記のアムロジピンを始めとする全てのジヒドロピリジン系のCa拮抗薬、他系統のCa拮抗薬であるジルチアゼムやベラパミルと、Ca拮抗薬で共通の副作用になっています。その他ではシクロスポリン（免疫抑制剤）、ミコフェノール酸モフェチル（免疫抑制剤）、バルプロ酸ナトリウム（抗てんかん薬）の３成分しかありませんでした（2019年９月現在）。従って、歯肉肥厚はCa拮抗薬に特徴的な副作用といえそうです。

③歯肉肥厚の発症機序

前記の副作用モニター情報の記事によると機序の詳細は不明ですが、次のような２つの機序が考えられています（他の機序もあるかもしれませんが今回はこの２機序に絞って検討します）。

（１）歯肉にある線維芽細胞へのCa流入が減少し、コラーゲンの分解が抑制されるため。

（２）歯肉における末梢動脈（より拡張）と末梢静脈の拡張がアンバランスになり歯茎での浮腫やうっ血となり、それにブラッシングなどの刺激が加わり炎症が起こるため。

（１）、（２）ともにまさにCa拮抗薬の特徴的な薬理作用と言えるので、歯肉肥厚は薬物毒性型ではなく薬理作用型の副作用と言えそうです。

④コラーゲンの復習

１．コラーゲンとは

③－（１）から歯肉肥厚にコラーゲンが関わって

いそうなので、コラーゲンの基礎的な部分をおさらいしてみましょう。コラーゲンは線維性タンパク質で体の中のタンパク質の実に30％を占め、真皮、靱帯、腱、骨、軟骨に存在して、細胞外のタンパク質として細胞や組織を支える役割をしています。

2．コラーゲンの構造の特徴

コラーゲンはアミノ酸が約1000個つながったタンパク質が３本寄り集まった３重らせん構造を取っています。分子量は約30万の巨大なタンパク質になります。特徴的な構成アミノ酸としてヒドロキシプロリンとヒドロキシリジンが含まれています。またグリシン含有量が30％、プロリンとヒドロキシプロリンの含有量が10～30％（生化学の本により異なる）と特徴的に多く、さらに特徴的な配列として「－X－プロリン－グリシン－」と「－X－ヒドロキシプロリン－グリシン－」の繰り返し構造が多く存在しています（Xは任意のアミノ酸）[#2]。

3．コラーゲンの生合成

コラーゲンは主に線維芽細胞で合成されます。コラーゲン専用のDNAがあり、そこからmRNAが転写されコラーゲン分子が合成されます。ヒドロキシプロリンは通常存在しないアミノ酸なので特殊な水酸化酵素がタンパク質合成後にプロリンに作用して出来上がります。

４．コラーゲンの新陳代謝#3

体内のタンパク質は古くなり機能しなくなると異常なタンパク質と認識され除去され、新しいタンパク質に置き換わるシステムがあります（たとえばユビキチンプロテアソーム系の分解酵素は、古くなった細胞内タンパク質の80％を除去します）。細胞外タンパク質のコラーゲンも例外ではなく分解されます。ただし、コラーゲンは頑丈なタンパク質なため通常のプロテアーゼでは分解されません。そこで作用するのが、活性中心に金属イオンが配位したマトリックスメタロプロテアーゼ（以下、MMP）になります。この酵素活性に必須の金属イオンが亜鉛（Zn）やカルシウム（Ca）になります。MMPは複数の種類が存在しており、大きく膜結合型と分泌型に分かれます。そして、MMPはコラーゲンの３重らせん構造の特定部位を３本同時に切断できると言われ、その後変性しゼラチン化し、さらに分解されていきます。

５．結局、Ca拮抗薬による歯肉肥厚とは？

あくまでも個人的な推測になりますが、③－（１）の発症機序では線維芽細胞内へのCa流入阻害が歯肉肥厚を起こすという説明でしたが、おそらくCa拮抗薬によって歯肉にあるMMPを合成する細胞内（必ずしも線維芽細胞とは限らない）への酵素活性に必須のCaの供給が不足して十分には機能しない

MMPが出来上がるため、古くなった細胞外コラーゲンが分解されなくなり歯肉内に蓄積して、それが肥厚として現れてくると考えられます。また活性のあるMMPの寿命（どれくらいかは不明です）も関連するので、その酵素の寿命が尽きて細胞外へ供給できる酵素数が減ってきた時期（つまりCa拮抗薬をある程度連用しているうちに）に肥厚が起こりやすくなると言えます。連用した後に発現する副作用なので毒性型と勘違いしやすいかもしれません。

6．それでも残る疑問

MMPを合成できる細胞（線維芽細胞も含めて）は体のどこにでもある細胞ですし、コラーゲン自体もいろいろな細胞の外に存在しているわけですから、体のあちらこちらで似たような症状が出てもよいのではないか？　なぜ、歯肉にだけ肥厚という副作用が出てくるのか？　そう思いながらアムロジピンの添付文書の副作用欄を再度見直してみましたが見つかりません。あえて言えば「関節痛」、「筋肉痛」がコラーゲンの蓄積で生じた関連症状かなと思いましたが不明です。

そもそも③－（1）の機序の関与は少なく、それより③－（2）の末梢動脈拡張と末梢静脈拡張のアンバランスによる歯肉浮腫説が納得しやすい気がしてきました。実際に浮腫という副作用が特に高用量時に見られ、また下肢浮腫も多いと言われているのですから。しかし薬理作用型だと比較的早期に発現するはずですが、連用後しばらくしてから発現するという歯肉肥厚の特徴が少々説明しづらくなります。結局、問題提起だけになりました。

⑤まとめ

以前学んだことも、時代を経ると内容が変わってくるという例でした。情報収集には常にアンテナを張っていなければなりません。どのツールで普段からの情報を得るかを考える必要もありそうです。

参考にした資料：

＃1民医連新聞第1461号（2009年10月）、＃2キャンベル・ファーレル生化学第４版（廣川書店、2006年）、＃3「コラーゲン分解の総説」高知大学海洋生物生産学講座。その他；ガイトン生理学。小山洋一、天然素材コラーゲンの機能性,皮革科学56（2）、2010。各種添付文書。

6）ベンプロペリンで音が高く聞こえる[279)]

ある薬局さんを訪ねたときに、鎮咳薬ベンプロペリン（フラベリック®錠）を服用していると「音が１オクターブ高く聞こえる」と言ってきた患者さんがいたという話を聞きました。薬をやめると元に戻ったという話でしたがメーカーに同じような副作用があるかを確認したところ、現在までに２例報告があり、１例は薬中止で回復、１例は中止しても未回復（現在は分かりません）。しかも症状も半音低く聞こえるという副作用で、今回の症例とは逆に聞こえた例だったそうです。

①ベンプロペリンとは

パスカラニュース213号でも取り上げた中枢鎮咳剤の一つで、非麻薬性、非モルヒナン構造系の薬です。モルヒネやデキストロメトルファンと同じく、延髄の咳中枢に抑制的に作用して鎮咳作用を示すとされていますが、モルヒネなどの麻薬性鎮咳剤とは咳中枢の別部位に作用するとされています。

構造は図35になり、点線で囲んだ部分がリン酸コデインやデキストロメトルファンとよく似た構造をしているとパスカラニュース213号では記載しました。そして似た構造を持つ薬は他にチペピジン、ノスカピンがあり、クロフェダノールは上記構造の開裂型で、ペントキシベリンは構造的な関連性が不明でした。

②ベンプロペリンの添付文書での表現

その他の副作用欄を見ますと、確かに頻度不明のところに聴覚異常の記載があります。

＜ベンプロペリンのその他の副作用＞

頻度／種類	0.1～5％未満	頻度不明※1 ※1：自発報告のため頻度不明。
精神・神経系	眠気、めまい	
消化器	口内乾燥、腹痛、食欲不振、胸やけ	
過敏症	発疹	
その他	倦怠感	聴覚異常（音感の変化等）

図 35　ベンプロペリン

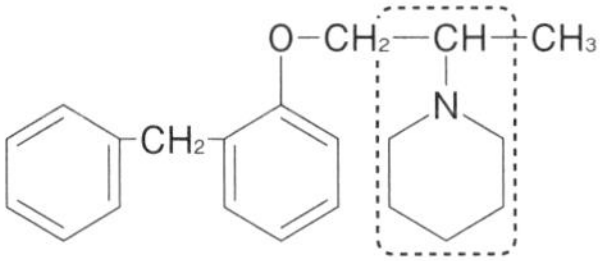

③その他の中枢性鎮咳剤の聴覚異常関連の副作用は

次に、その他の中枢性鎮咳剤でも同様の副作用が報告されているかが気になるところです。しかしパスカラニュース213号で取り上げた以下の中枢性鎮咳剤のいずれも聴覚異常関連副作用はありませんでした（2019/11現在）。

（１）麻薬性鎮咳剤：モルヒネ、コデインリン酸塩

（２）非麻薬性鎮咳剤

　a．モルヒナン構造系：デキストロメトルファン（メジコン®）、ジメモルファン（アストミン®）

　b．非モルヒナン構造系：ノスカピン（アストーマ®の一成分）、チペピジン（アスベリン®）、クロフェダノール（コルドリン®）、ペントキシベリン（トクレス®：発売中止）

どうやら聴覚異常はベンプロペリン特有の副作用になるようです。他の要因もあるかもしれませんが、薬をやめると回復した例が３例中２例あることから、ベンプロペリンの可能性を否定できません。そこで本成分がどのような形で聴覚異常を起こすかを私なりに考えてみました。

④聴覚に関わる神経系

今回の副作用は音が高く聞こえたり、低く聞こえたりするということなので、人間の持つ音の周波数の聞こえ方に関連すると考えられます。ガイトン生理学（2018年）によれば、周波数の違いを感じるのは図36のような過程になるそうです。

⑤ベンプロペリンの作用点は？

音が高く聞こえるのはどこかで高周波神経系に切り替わったとも考えられますが、例えば中間周波神経系路が途中で高周波神経系につながるというのは不可逆的な要因を伴う気がします。しかし、薬をやめると治まるのですから可逆的な作用と思われます。従って、切り替わるというよりは低周波系路や中間周波系路の機能が抑制され、高周波神経系路の機能は維持されていると考えると、

図 36　音の周波数を感じわける神経系

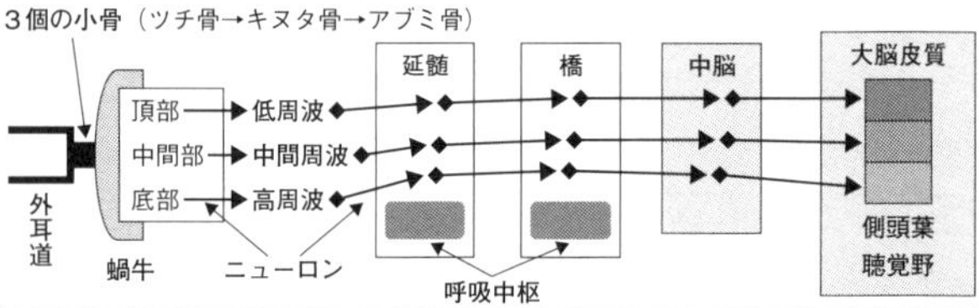

外耳道から入った音は蝸牛部分の頂部で低周波音を、中間部で中間周波音を、底部で高周波音を感知して、それぞれ別の神経系（ニューロン）に信号を送り、シナプスを介しながら複数のニューロンを伝わる。途中、延髄、橋、中脳を通り、最後は大脳皮質の側頭葉聴覚野にある各周波数を感じる領域に投射され音を区別して感じる。呼吸中枢（咳中枢）は一般には延髄に存在するとされているが、ガイトン生理学によれば橋にも存在するとの記載があった。

出典元：参考資料５より改変

周りの音がより高周波に聞こえる、つまり１オクターブ高く聞こえる場合もあり得るのではないでしょうか（これは全ての音が高周波に聞こえるのではなく、高周波音が特に強調されて聞こえる場合の説明にしかなりません)。

聴覚神経経路は蝸牛部の最初から区別されているので、ベンプロペリンが聴覚神経系のどこで悪さをしているのかは分かりませんが、鎮咳作用がらみで考えますと、咳中枢が存在している延髄での作用が有力かもしれません。延髄にある低周波聴覚神経と中間周波聴覚神経のシナプス間隙に作用して、神経伝達物質と受容体での競合反応を引き起こしているかもしれません。そして高周波聴覚神経シナプスには何らかの違いで影響を与えないため、高い音が鮮明化されてくるのでしょうか。逆に低音に聞こえるのは高周波聴覚神経シナプスに悪影響を与えている可能性があります。

⑥まとめ

聴覚障害の発症やその障害のパターンの違いは、めったに起こらない聴覚神経の構造上の個人差かもしれません。それゆえにベンプロペリンでもほとんど聴覚神経障害の報告がなく、他の中枢性鎮咳薬はもともとその当該部位に作用しにくい構造なのかもしれません。副作用の機序別分類で言えば、薬理作用型の副次的反応型に特異体質が併存した型と言えるでしょうか。また薬を中止しても回復しない例は、どのような使い方をしていたかは不明ですが、シナプスにある受容体への不可逆的な傷害（その場合、ある一定時間あれば受容体新生で入れ替わりいずれは回復すると考えられます）、もしくは聴覚神経自体に永続的な変性を与えるようにした薬物毒性型副作用になるのかもしれません。

7）スタチン系薬剤と高血糖[201)]

ある薬局の副作用検討会に参加していたときの話題です。脂質異常症薬ロスバスタチン（クレストール®）で「糖尿病の指標となるHbA1cの上昇が報告された」という記事が紹介されました。

「ベザフィブラートSRからロスバスタチン５mg錠に変更して35日後、HbA1cが6.8から7.7へ上昇した」という内容でした。今回は報告担当の薬剤師さんが作った資料の補足説明になります。

①血糖上昇の添付文書記載のあるスタチン系薬

現在、６種類あるスタチン系薬剤のうち、血糖値に関する副作用で添付文書に記載があるものは表14のようになります。

PMDA（独立行政法人医薬品医療機器総合機構）での2012～2016年度の報告では、糖尿病関連の副作用はリピトール®が22例と最多で、他はクレストール®とリバロ®が各２例となっています。

②スタチン系薬による糖尿病発症機序

スタチン製剤による糖尿病発症リスクの増大に関しては大規模臨床試験結果やメタ解析などから、インスリン感受性の低下とインスリン分泌低下が示唆されていますが、種類や投与量により差があるともいわれています。詳細については分かっていないようです（④項を参照）。

③糖尿病患者は脂質異常症になりやすい

一方、糖尿病患者が脂質異常症を合併することが多い理由として、脂質代謝に関わるLPL（リポタンパクリパーゼ）の作用不足が指摘されています。代表的な脂質代謝の流れは下記のようになります。

（１）食事由来中性脂肪等→腸管由来のカイロミクロン→（LPLによる分解）→カイロミクロンレムナン

表 14　スタチン系薬

成分名	商品名	添付文書上の記載
プラバスタチン	メバロチン	なし
シンバスタチン	リポバス	HbA1c上昇、血糖値上昇（５%以上/頻度不明）
フルバスタチン	ローコール	その他の注意（海外報告で糖尿病リスク上昇）
アトルバスタチン	リピトール	重大な副作用として高血糖、糖尿病
ピタバスタチン	リバロ	なし
ロスバスタチン	クレストール	HbA1c上昇、血糖値上昇（0.1%未満）

トへ

（2）肝臓由来コレステロール→VLDL→（LPLによる分解）→IDL→（LPLによる分解）→LDLへ

LPLの活性はインスリンに依存しているため、インスリン作用不足の糖尿病患者ではLPLの活性が低下して中性脂肪の多いカイロミクロンやコレステロールが比較的多いVLDLが長く血中に存在し、脂質異常症につながりやすいとされています。

【LPLについての豆知識】

脂肪組織などから合成分泌される酵素で血管の内皮表面に存在し、血管内を通過するリポタンパク（VLDL等）に含まれる中性脂肪を遊離脂肪酸とグリセリンに分解する酵素。分解生成物の遊離脂肪酸は脂肪細胞などに取り込まれてから中性脂肪に再合成されて細胞内に貯蔵される。インスリンはこのLPL活性を高めるため、脂肪細胞内の中性脂肪貯蔵を増やし、肥満を促進する。LPLはさまざまな組織の毛細血管壁に存在しているが脂肪組織での活性が最も高い。筋肉や心筋でのLPL活性も高いが、インスリンはそこではLPL活性を逆に低下させるとされる。

④再び、スタチン系薬の血糖値を上げる機序について

実はパスカラニュース67号（2010年）「アトルバスタチンと高血糖」でもこの問題に触れており、高血糖に関する記述の部分を一部修正しながら再掲しておきます。

2003年６月にそれまでの副作用の集積から、「糖尿病患者、非糖尿病患者を含む19例（男８例、女11例）にリピトール®との因果関係を否定できない血糖値（HbA1cを含む）の上昇、ならびに糖尿病の悪化例が認められた」ために添付文書の慎重投与の項目に糖尿病患者が追加されました。ちなみに、糖尿病患者への慎重投与や高血糖の副作用は「リピトール®」のみであり、他のスタチン系の添付文書では報告が見られません（2010年当時）。リピトール®の製造元であるアステラス製薬に機序を確認したところ、動物実験での報告例が１報（GLUT4の作用を阻害してインスリン抵抗性が増加）があるだけだそうで、まだ明確にはなっていないとのことでした。

アステラス製薬以外の報告では、理論上の話にはなりますが、スタチン系によるHMG-CoA還元酵素阻害はコレステロールばかりでなく付随する反応のユビキノン（CoQ_{10}）の生成も抑えます（これが横紋筋融解症の一因ともいわれています）。ユビキノンはTCA回路と共役する電子伝達系（ATP産生）の構成成分であるため、ユビキノンの合成が阻害されるとATPの産生も減少することになります。膵臓におけるインスリンの分泌にはATPの産生が必要となりますから、スタチン系によるユビキノン生成低下がATP減少を引き起こし、それがインスリン分泌低下を招き、血糖値を高めるという可能性があります。ただ、この理論であるとすべてのスタチン系薬剤に高血糖の可能性が出てくることになります。そこで膵臓へのスタチン系薬間の分布の差ということに

表 15　動物実験での薬剤の体内分布

	リピトール 0.75h後	メバロチン	リポバス	ローコール 0.5h後	リバロ 0.5h後	クレストール 1.5h後
血漿	1.0	膵臓への分布データなし		1.0	1.0	1.0
肝臓	117.5			29.5	24.2	10.6
腎臓	3.0			2.1	3.6	1.1
膵臓	0.38			0.3	0.28	0.43

なりますが、動物実験での薬剤の体内分布をインタビューフォームで見ますと、表15が得られました。表中の数値は血漿濃度を１とした場合の各臓器での存在比率を示しています。

この結果を見る限りでは膵臓での値はクレストール®が最も高くなり、リピトール®だけが特に膵臓に分布しやすいとはいえず、膵臓への直接的な作用は少ないのかもしれません。分布量の大きな元々の標的臓器である肝臓を介した血糖上昇作用なのかもしれません。

⑤まとめ

糖尿病が脂質異常症のリスクを上げるから、脂質異常症に利用されるスタチン系薬剤が一見HbA1cを上げるように見えるのか？　本当にスタチン系薬が血糖値を上げる作用を持っているのか？　また、血糖値を上げるとして、なぜ、スタチン系薬間で違いが見られるのか？　まだまだ解明されるべき点が多いようです。私たちは、このような現象が現実にあるという事実を認識して、何か患者さんに起こった際には対応できるようしておく必要があると思います。知っておくことが大切なのです。

８）利尿薬が血清カルシウム（Ca）値に与える影響[328)]

一般的に利尿薬が血清電解質に及ぼす影響としてはループ系利尿薬とサイアザイド系利尿薬では低Na血症、低Ｋ血症、低Cl性アルカローシスが有名で、抗アルドステロン薬では低Na血症、高Ｋ血症と一部影響が逆転します。

薬理学の本を見ていますと「ループ系」は血清Ca値を下げるため骨粗鬆症傾向のある高齢者には不向きで、「サイアザイド系」は血清Ca値を上げるため骨粗鬆症傾向のある高齢者には有用だという記載が出てきました。今回は、これら２系統の利尿薬の血清Ca値に及ぼす影響について確認してみました。

①添付文書での電解質に関する副作用記載

現在、医療用で利用されているほぼ全ての利尿薬について調べたところ、表16のような結果になりました。表中の添え字の意味は表下の通りです。

表16のように、利尿薬の作用機序の特徴から低Na血症、低Ｋ血症、低Cl血症は全ての利尿薬に共通した副作用であることが分かります。ただし、Caに関してはループ系のフロセミドのみが低Ca血症の記載があり、その他のループ系での記載はありませんでした。一方のサイアザイド系は全てに高Ca血症もしくはCa貯留の記載があり、

表 16　利尿薬の血中電解質に及ぼす影響

分類	一般名（商品名）	低Na血症	低K血症	高K血症	低Cl性[1]アルカローシス	低Ca血症	高Ca血症	特背注意[2]（高Ca血症）
ループ系	フロセミド（ラシックス）	●	●	–	●	●	–	–
	ブメタニド（ルネトロン）	●	●	–	●	–	–	–
	アゾセミド（ダイアート）	●	●	–	●	–	–	–
	トラセミド（ルプラック）	●	●	●[3]	●	–	–	–
サイアザイド系（類似含む）	トリクロルメチアジド（フルイトラン）	●	●	–	●	–	●	●
	ヒドロクロロチアジド（ジェネリック薬、配合薬）	●	●	–	●	–	●	●
	ベンチルヒドロクロロチアジド（ベハイド）	●	●	–	●	–	●	●
	インダパミド（ナトリックス）	●	●	–	●	–	●	●
	トリパミド（ノルモナール）	●	●	–	●	–	●	●
	メフルシド（バイカロン）	●	●	–	●	–	–[4]	●

1）低Cl性アルカローシスと代謝性アルカローシスは低Cl血症と同じ意味と捉えて分類した。

2）特背注意：特定の背景を有する患者に関する注意（旧：慎重投与）で、ここでは「高Ca血症、副甲状腺機能亢進の患者（血清Caをさらに上昇）」を意味する。

3）トラセミド：動物実験では抗アルドステロン効果が認められており、その作用が高K血症という副作用に反映されたと推測される。

4）メフルシド：副作用での記載はないが慎重投与にCa貯留作用ありの記載がある。

高Ca血症の患者には注意して投与する旨の記載すらありました。

血清Ca関連の副作用では、ループ系よりもサイアザイド系でより注意をする必要がありそうです。

②血清Ca値に及ぼす作用機序の考察

各利尿薬の作用機序は、ループ系がヘンレ係蹄上行脚に存在するNa－K－Cl共輸送体の阻害作用、サイアザイド系が遠位尿細管に存在するNa－Cl輸送体の阻害作用になります。各部位をガイトン生理学（2018年）にあった図を自分なりに改変すると図37、図38のようになります。

１．ヘンレ係蹄上行脚（図37）

Na－K－Cl共輸送体でNa^+、K^+、Cl^-は再吸収される。

⇒Na^+とCl^-はさらにNaポンプ、輸送体、チャネルを通じて血中へ移動する。K^+は管腔側に開くKチャネルを通じて管腔へと戻りやすい。

⇒細胞間隙の管腔側はK^+により＋傾向、血液側は血中へ移行したCl^-により－傾向となり電位差が生じる。

⇒管腔にあるCa^{2+}が＋への反発と－への吸引で細胞間隙を血液側に移動する（Ca^{2+}は血液側に流れやすい）。

上記とは別に副甲状腺ホルモン（PTH）や活性型ビタミンD_3により活性化されるCaチャネルが管腔側に存在し、細胞内に移動したCa^{2+}はさらにCaポンプや交換体により血中へ移動する。

●ループ系薬の作用：

共輸送体を阻害するためK^+とCl^-による電位差ができにくくなり、Ca^{2+}の血中への移動が弱まり低Ca血症傾向になります。他方Caチャネルは温存されるので、ループ系のCa再吸収阻害効果は限定的になると思われ、ループ系の低Ca血症は臨床上さほど問題にならないものと考えられますが、フロセミドのみに副作用が指摘されているのはフロセミドの共輸送体阻害作用が他のループ系よりかなり強いことを推測させます。

２．遠位尿細管（図38）

Na－Cl輸送体でNa^+とCl^-は再吸収される。さらにNaポンプ、輸送体、チャネルを通じて血中へと移動する。Ca^{2+}はCaチャネル、ポンプや交換体を通じて血中へと移動しやすい状態になっている。

●サイアザイド系薬の作用：

輸送体を阻害するため尿細管細胞内Na^+濃度が下がります。それによりNa－Ca交換体が活性化して血中のNa^+を細胞内に移動させ、交換にCa^{2+}が血中へ移動しやすくなり、高Ca血症へと導いていきます。

以上から各尿細管での輸送体やチャネルの図解モデル（図37、図38）が生体内での動きを的確に反映しているとするならば、サイアザイド系の方がループ系より血中Ca濃度に影響を及ぼしやすいと考えられました。

図 37　ヘンレ係蹄上行脚

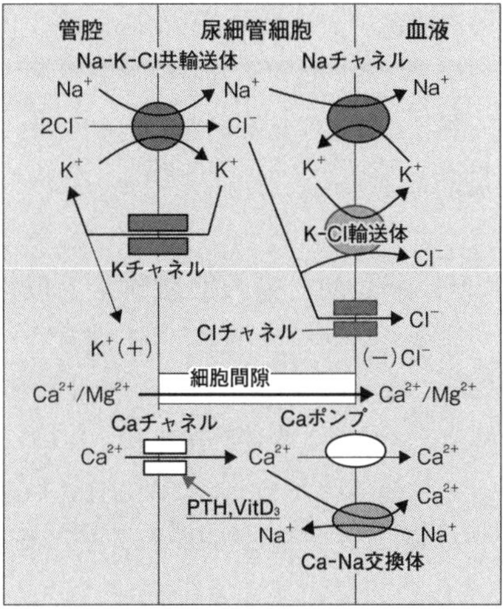

図 38　遠位尿細管

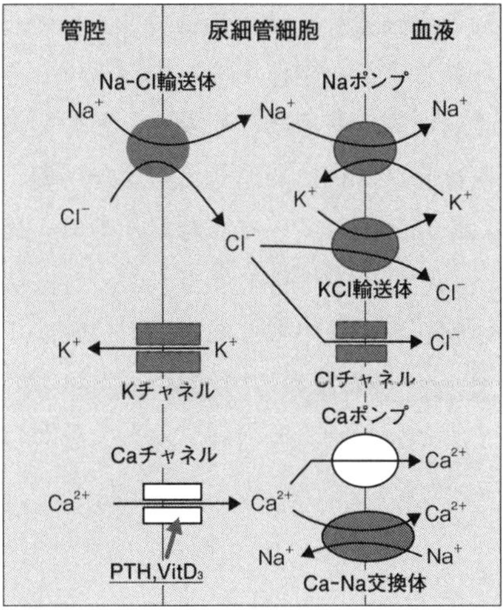

③まとめ

体の中の電解質バランスは日常生活を送る上でも大変重要なのですが、薬によってはその電解質バランスを崩してしまう薬もあります。その典型例が今回紹介した利尿薬になります。

9）スタチン系薬剤と横紋筋融解症と筋肉障害[322)]

スタチン系薬（プラバスタチン等）はHMG-CoA還元酵素阻害作用で血清コレステロール値を下げる薬ですが、横紋筋融解症という重大な副作用を持っていることでも有名です。その機序はスタチンによるHMG-CoA還元酵素阻害が、同時に筋肉細胞にエネルギーを供給するATPを電子伝達系で産生する一構成成分ユビキノン（CoQ_{10}）の合成も阻害してしまう薬理作用型である、というのが今の一般的な認識だと思います。従ってスタチン系で見られる重大な副作用のミオパチーやその他の副作用である筋肉痛、筋痙攣、筋脱力などの筋肉関連の副作用は、横紋筋融解症に関連した薬理作用型の副作用だと私はぼんやりと思っていました。そのような中、がん化学療法における「末梢神経障害」の支持療法症例問題の資料を作成していた中で、ある記事に眼が止まってしまったところからの話になります（恐らく、それなら知っていますと思われる薬剤師さんも大勢おられるかもしれませんが……）。

①神経細胞について

末梢神経障害を理解するには神経細胞を知る必要があります（以下、ガイトン生理学2018年から抜粋）。

図39は神経細胞の基本的なイメージ図ですが、神経細胞は大きくａ．細胞体、ｂ．軸索、ｃ．神経終末に区分できます。

１．細胞体（核や樹状突起が存在しています）

❶物質的機能：

核内DNAの情報に基づき、神経伝達物質の合成に必要な酵素、神経ペプチド、その他タンパク質を合成する場になります。

❷電気的機能：

樹状突起には他の神経終末とシナプスを形成し、さまざまな神経伝達物質に対する受容体とそれに連動するイオンチャネルが多数存在しています。他の興奮性神経終末からの神経伝達物質の受容体への結合はNaチャネルを開口し、細胞内にNa^{+}を流入させ細胞内電

図 39　神経細胞のイメージ図

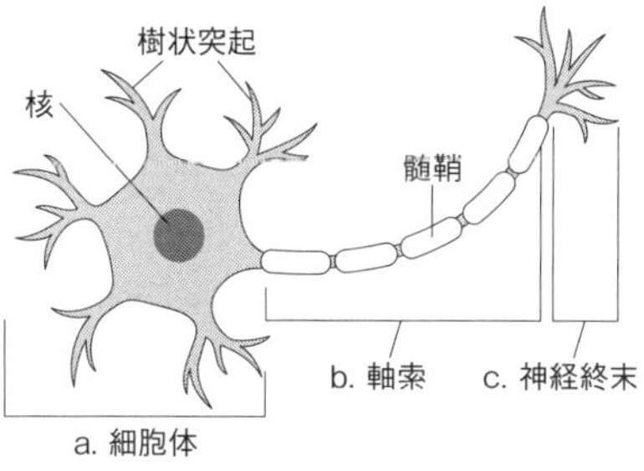

位を＋側に傾けます。一方、抑制性神経終末からの神経伝達物質の受容体への結合はClチャネルを開口し、細胞内にCl^-を流入させ細胞内電位をより－側に傾けます。細胞体と軸索のつなぎ目にはNaチャネルが豊富に存在しており、細胞体内の電位の総和の結果が＋であればNaチャネルが開口し活動電位が発生し、－であれば活動電位は発生しません。

2．軸索（髄鞘が付いている軸索は有髄神経と呼ばれ、ない軸索は無髄神経と呼ばれます）

❶物質的機能：

軸索は細胞体内で合成され小胞にくるまれた各種タンパク質を軸索流に乗せて神経終末へと移動させる通路になります。その移動速度は1日数cm程度でしかありません。

❷電気的機能：

髄鞘はシュワン細胞が幾重にも軸索に巻き付いた構造をしています。シュワン細胞はスフィンゴミエリンと呼ばれる脂質に富んでいるため、イオンの透過性が極端に悪くなり髄鞘部分は実質絶縁体となっています。髄鞘と髄鞘の間のくびれた部分はランビエ絞輪と呼ばれるシュワン細胞がない部分で、ここにはNaチャネルが豊富に存在し軸索内の電位変化に反応してチャネルを開口してNa^+を軸索内に引き込み、活動電位を発生します。細胞体と軸索のつなぎ目付近で発生した活動電位は、髄鞘を飛び越えた形で神経終末へと伝達していきます。これを跳躍伝導と呼び、電気信号を無髄神経より格段に速く伝えます。小さな無髄神経の伝導速度が0.25m/秒に対して大きな有髄神経では、100m/秒の速度にまで達します。

３．神経終末（活動電位による細胞内電位変化で開口するCaチャネルが存在しています）

❶物質的機能：

細胞体から軸索を通ってきた神経伝達物質合成酵素により神経伝達物質が合成されて、小胞内に蓄えられます（一部の神経伝達物質は細胞体でも合成される）。小胞に包まれて移動してきた神経ペプチドも終末で蓄えられ、放出されるときを待っています。

❷電気的機能：

ランビエ絞輪を跳躍してきた活動電位（細胞内電位の正電位化）の影響を受けて、Caチャネルが開口し、細胞外からCa^{2+}が神経終末に流入してきます。Ca^{2+}は小胞に働きかけ、小胞の終末部膜への融合、さらに内容物の放出へとつなげます。かくしてその神経細胞専用の神経伝達物質や神経ペプチドが次の樹状突起にある受容体や標的細胞をアタックして、神経を介した情報が次々と伝わっていきます。

②抗癌剤による末梢神経障害

スタチン系薬剤からいったん離れますが、ここからは主に加藤明彦著『いまさら訊けない！　がん支持療法Q＆A』（中外医学社、2018年）からの抜粋になります。末梢神経障害を起こす神経細胞の部位は細胞体、軸索、髄鞘の３カ所に大別されるそうです。また抗がん剤の種類によって障害を与える部位が異なります。

１．細胞体への影響：

神経細胞の本体部分になるので場合によっては細胞死にもつながり、障害の影響が大きく残るため抗がん剤を中止しても回復には時間が長くかかり、場合によっては回復困難ともされます。シスプラチン、オキサリプラチンなど白金製剤の抗癌剤に多いとされます。

２．軸索への影響：

各種タンパク質の移動通路であり、かつ活動電位の伝導路なので、さまざまな手足のしびれや痛み、さらに遠位部の筋萎縮が起こる場合もあるようですが、細胞体本体への影響は少ないため、早期の薬剤中止によって改善は可能とされます。パクリタキセルやビンクリスチンなどの抗がん剤の他に、コルヒチン、HMG-CoA還元酵素阻害剤（著書の中ではHMG-CoA還元酵素剤と表記されていましたがスタチン系で間違いないでしょう）も含まれます。

３．髄鞘への影響：

髄鞘が一時的に脱落して活動電位の速度が遅くなっても細胞体や軸索機能は残されているので、早期に薬剤を中止すれば改善は可能とされます。筋萎縮と筋力低下などの運動神経障害を起こしやすいとされます。インターフェロンのほか、アミオダロンやタクロリムスの名前が挙がっていました。

③まとめ

私自身の勝手な思い込みで、スタチン系の筋肉関連の副作用は全て横紋筋融解症がらみでユビキノン合成阻害という薬理作用型と考えていましたが、末梢神経細胞の軸索への直接的な作用も影響しているようです。

抗がん剤による急性症状以外の手足のしびれ等の末梢神経障害は、投与後２～３週間程度経過してから発症してくるようなので、副作用の機序別分類では早期に発現するであろう薬理作用型というよりも、ある程度時間経過を要する薬物毒性型と考えた方が妥当かもしれません。

スタチン系薬剤が、もし軸索上のランビエ絞輪にあるNaチャネルを特異的に阻害する副次的な薬理作用を示すとしたら、心臓等に存在するNaチャネルにも重大な影響を与えているはずですが、添付文書を見る限り心血管系に大きなダメージを及ぼすような副作用の項目は見当たりません。従って、スタチン系薬剤の筋肉障害の副作用機序はユビキノン合成抑制がらみの薬理作用型と末梢神経軸索障害がらみの薬物毒性型の２つが混在しているのではないかと思ったわけです。

10）酸化マグネシウムと高マグネシウム（Mg）血症[36)、331)]

2020年８月５日にPMDA（医薬品医療機器総合機構）に掲載された「製薬企業からの医薬品適正使用注意」に「酸化マグネシウム（以下、カマ）の長期服用患者、腎障害を有する患者、高齢患者、便秘患者への投与は高マグネシウム血症を発症しやすくするので注意が必要」という話題が紹介されていました。実は死亡例すら出ています。カマによる高マグネシウム（Mg）血症は重大な副作用として2008年９月に添付文書に追記されました。当時の「医薬品・医療機器等安全性情報No252」で死亡例が２例報告されていたにもかかわらず、その後も高Mg血症の発症やそれによる死亡例が出ているため、製薬企業から再度の注意喚起がなされたようです。

カマは腸に負担をかけないタイプの一般用医薬品「便秘薬」として１錠当たり330mgの単一成分製品も販売されていますので、医療用ばかりでなく一般にも広く利用されていると思われます。パスカラニュース36号でも取り上げた話題ですが、最近聞いたカマ常用患者さんの話も折り込みながら、再度カマの話題になります。

①血清マグネシウム濃度と症状（今回の報告から）

血清Mg値の基準値は1.9〜2.5mg/dLです（「臨床検査値ハンドブック第３版」じほう、2017年より）。
36号で紹介した１人の死亡例の血清Mg濃度は17mg/dLでしたから、表17から見てもかなり危険な領域にあったことが分かります。

②酸化マグネシウム（MgO）の下剤としての機序

MgO（難溶性）は胃酸（HCl）と反応して塩化マグネシウム（$MgCl_2$）になります。

$$MgO + 2HCl \Rightarrow MgCl_2 + H_2O$$

☛塩化マグネシウムは水溶性のため、この段階で一部のMg^{2+}が小腸から吸収されます。

さらに塩化マグネシウムは腸内のアルカリにより、難溶性の炭酸マグネシム（$MgCO_3$）になります。

$$MgCl_2 + 2NaHCO_3 \Rightarrow MgCO_3 + H_2O + CO_2 + 2NaCl$$

腸内に残る難溶性炭酸マグネシウムが腸管内浸透圧を上げて、腸壁から水分を腸管内に引き込んできます。この水分が硬くなった便を軟らかくして便秘状態を改善する、というのがカマの作用機序です。

③マグネシウム（Mg）の体内での作用と体内動態

Mgイオンは種々の酵素反応における活性化因子として働きます。骨にも多く存在し体内のMg量の約60％に相当します。

臨床上の効果としては血圧を下げる作用、LDLコレス

表17　血清Mg濃度と随伴症状

血清Mg濃度（mg/dL）	症　状
4.9～	悪心・嘔吐、起立性低血圧、徐脈、皮膚潮紅、筋力低下、傾眠（眠気でぼんやり、うとうとする）、全身倦怠感、無気力、腱反射の減弱など
6.1～12.2	心電図異常（PR、QT延長）など
9.7～	腱反射消失、随意筋麻痺、嚥下障害、房室ブロック、低血圧など
18.2～	昏睡、呼吸筋麻痺、血圧低下、心停止など ☛死亡につながる

出典元：『製薬企業からの適正使用等に関するお知らせ』PMDA（2020年8月）

テロールを低下させる作用、カリウムイオンと協調して心臓のリズムを調整する作用、足の痙攣を改善する作用などが知られています。

Mgイオンは主に腎臓で排泄されますが、糸球体ろ過されたMgイオンの約90%が尿細管ヘンレ係蹄上行脚で再吸収されます。

☛腎機能が低下している場合はMgイオンの腎排泄が悪くなるため、血清Mg値が上がってしまいます。高齢者になるほど腎機能が低下していきますから、血液検査をせずにカマを長期間漫然と使用すると知らないうちに血清Mg値が上昇して、①項の表17で示した悪影響が出てきます。

④カマから潤腸湯エキス剤に変更になった患者さんの話

症例検討の話題からですが、65歳女性、慢性的な便秘で長年カマを処方してもらっていた患者さんです。最近、腎機能の低下が指摘され、激しい運動は避けるようにと指示もあったそうです。血清シスタチンCは1.11mg/dL（基準値0.51～0.82）と基準値より高く、eGFRcys値は59mL/分/1.73m^{2}と腎機能としては軽度低下レベルのようでしたが、血清Mg値が2.6mg/dLと①で示した基準値の上限をわずかに超えていました（当該医療機関の基準値では上限値ジャストでしたが）。

さらにカマの効果も最近はいまひとつなかったようで、かつ血清Mg値も高くなってきていたため、主治医が下剤をカマから漢方薬の潤腸湯エキスに変更したところ、便秘症状は改善されたようです。血清Mg値の最近の値は分かりませんでしたが、効果がいまひとつなのに漫然とカマを利用していると、高Mg血症になりかねないという症例が身近なところにも存在していたという話でした。

⑤潤腸湯とは

寺澤捷年著「症例から学ぶ和漢診療学第３版」（医学書院、2012年）から引用すると、潤腸湯は太陰病期（陰証の第１ステージ）に利用される漢方薬で病変の主体が腸にあり、虚実間証（病邪の勢いと体の抵抗力がほぼ同程度の状態）の状態にあり、具体的には体内の血と水が共に不足して、皮膚につやがなくカサカサしている、手のひらや足裏にほてり等の症状がある。また腹部で気の流れの滞りがあり、それが腹部膨満感として現れ、腸の表層に熱証があり、それに水分不足が伴って便秘の症状が現れます。

潤腸湯は血を補い、陰液を増して腸内を潤し、便の通りを良くします。体力が中等度もしくはやや低下した人、特に老人の弛緩性または痙攣性の便秘に用いるとよいとあります。潤腸湯は10種類もの生薬で構成されており、その大まかな役割を示すと下記のようになりますので参考にしてください。

（１）血を補い、陰液を増して潤す。
　地黄《ジオウ》、当帰《トウキ》
（２）腸を潤す。

桃仁《トウニン》、麻子仁《マシニン》、杏仁《キョウニン》

☛カマやルビプロストンのように腸内に水分を引き込こんだり、界面活性剤ジオクチルソジウムスルホサクシネートのように便表面張力を下げるイメージ。

（3）便通を促進する。

大黄《ダイオウ》

☛ビサコジル、ピコスルファートNaやセンノシドのように大腸運動を促進するイメージ。

（4）気の巡りを良くして消化管運動を促進する。

枳実《キジツ》、厚朴《コウボク》

☛モサプリド、ドンペリドン、メトクロプラミドのように消化管運動を促進するイメージ。

（5）熱証部分を冷ます。

黄芩《オウゴン》

（6）諸薬を調和する。気を益す。

甘草《カンゾウ》

⑥まとめ

今回取り上げた酸化マグネシウムは、昔から作用の穏やかな便秘薬として利用されています。しかしそれは腎臓の機能が正常に働いている人に限られます。年齢とともに腎機能が弱ってくると、副作用を起こしやすくなるタイプの薬の一つです。効果もないのに漫然と薬を利用するのはやめておきましょう、という典型例を紹介しました。

第４章
薬の相互作用

複数の薬を使う場合、薬と薬が干渉し合って、時には薬の作用を強めたり、時には弱めたりします。これを薬の相互作用と呼び、患者さんに説明するときには「薬の飲み合わせ」と表現したりします。

薬の相互作用は薬物治療を進めていく上で問題になるケースがあります。本来期待した薬の効果が出なかったり、予想した以上の副作用が出たりする可能性があるからです。薬同士ばかりでなく、薬と特定の食品の間でも相互作用は起こり得ますから注意が必要です。薬の相互作用には大きく分けて次の２つの機序が存在しています。

①薬物動態学的相互作用

（１）吸収過程：

小腸上皮のCYP（薬物代謝酵素チトクロームＰ450）、Ｐ糖タンパク質の存在、金属イオン、吸着剤など。

（２）分布過程：

血中アルブミンとの結合性、酸性タンパク質との結合性など。

（３）代謝過程：

CYPの阻害・誘導・競合、グルクロン酸転位酵素による抱合反応など。

（４）排泄過程：

尿細管トランスポーター、Ｐ糖タンパク質など。

②薬力学的相互作用

（1）作用点が同じ：作用の増強もしくは減弱。

（2）作用点が異なる：作用の増強もしくは減弱。

1）スタチン系薬の制酸剤とイオン交換樹脂との相互作用[207]

スタチン系薬とは、肝臓にあるHMG-CoA還元酵素を阻害してコレステロールの合成を阻害する薬です。脂質異常症の代表的な高LDL血症の治療薬になりますが、肝臓でコレステロール合成阻害だけでは血中のLDL量を減らすことはできません。第1章でも紹介しましたが、しつこく説明します。肝臓のコレステロールが少なくなると、血液中で多くのコレステロールを含むLDLと呼ばれるリポタンパク質（世間的には悪玉コレステロール）を肝臓内に取り込むためのLDL受容体を肝臓内でたくさん合成し始め、血管と接触する肝臓細胞表面にその受容体を集結させて、血液中のLDLを肝臓内に取り込み、肝臓で不足していたコレステロールを補うという工程があります。これにより血液中の悪玉コレステロールであるLDL量が減少して、結果的に動脈硬化などの人の命に関わる病気を防ぐ役割を果たしてくれます。

現在、スタチン系薬は6種類が販売されていますが、その相互作用で、胃酸を中和してくれる薬（いわゆる制酸剤で、その中でも水酸化アルミニウムと水酸化マグネシウムの配合薬）と同時に服用すると血中濃度が半分になってしまう薬があります。それはロスバスタチン（先発薬：クレストール®）なのですが、他の5種類のスタチン系薬には併用に関する注意がありません。その他の相互作用では、スタチン系薬と同様に血液中のコレステロール値を下げる作用のある陰イオン交換樹脂薬と併用すると、3種類のスタチン系薬の作用が弱まるとあります。

6種類のスタチン系薬の構造はよく似ているにもかかわらず、この相互作用のあるなしの違いはどこからくるのでしょうか？

①添付文書の相互作用の記載と物性に関するまとめ

6種類の成分製品の添付文書でアルミニウムとマグネシウム（Al&Mg）、および陰イオン交換樹脂（樹脂）に関する項目などをまとめたものが表18になります。

（1）Al&Mg：水酸化アルミニウムと水酸化マグネシウムの合剤との相互作用で注意のあるスタチンは、クレストール®のみとなります。制酸剤の具体的な製品はマーロックス®になります。

（2）樹脂：コレステロール低下作用のある陰イオン交換樹脂コレスチラミンやコレスチミドとの併用。具体的にはローコール®とコレスチラミンなど、リピトール®と陰イオン交換樹脂、リバロ®とコレスチラミンの組み合わせです。

上記のようにまとめると、AlとMg合剤との併用注意はクレストール®のみで、陰イオン交換樹脂との併用注

表18　スタチン系薬の相互作用と物性

先発薬	メバロチン	ローコール	リポバス	リピトール	クレストール	リバロ
成分名	プラバスタチンNa	フルバスタチンNa	シンバスタチン	アトルバスタチンCa	ロスバスタチンCa	ピタバスタチンCa
Al&Mg	注意なし	注意なし	注意なし	注意なし	**注意あり**	注意なし
樹脂	注意なし	**注意あり**	注意なし	**注意あり**	注意なし	**注意あり**
メーカー	第一三共	田辺三菱	MSD	アステラス	アストラゼネカ	興和
logP	−0.33	1.74	5.04	1.21	−0.30	1.50
pKa	4.6	4.34	解離基なし	4.2	4.6	4.40 & 5.36
水溶性	溶けやすい	やや溶けやすい	ほとんど溶けない	極めて溶けにくい	溶けにくい	極めて溶けにくい

Al & Mg：水酸化アルミニウムと水酸化マグネシウムの合剤との相互作用で注意のあるスタチンは、クレストール®のみとなります。制酸剤の具体的な製品はマーロックス®になります。

樹脂：コレステロール低下作用のある陰イオン交換樹脂コレスチラミンやコレスチミドとの併用。具体的にはローコール®とコレスチラミンなど、リピトール®と陰イオン交換樹脂、リバロ®とコレスチラミンの組み合わせです。

意は6成分中3成分となっていることがはっきりと分かります。

しかし、添付文書のみでは本当に注意すべき報告があるのかが分からないので、各メーカーさんに確認した結果が表19のようになります。なおAlとMgの合剤は制酸剤と表記します。

クレストール®（ロスバスタチン）のみがAl&Mg製剤（マーロックス®）で吸収抑制される理由の詳細は分かっていないのが現状で、アストラゼネカ社に確認した

表19　メーカー確認内容

メバロチン	**制酸剤**：報告がない。 **樹脂**　：併用により40～50%血中濃度低下の報告はあるので、併用には注意が必要。
ローコール	**制酸剤**：海外、国内を含めて報告がない。 **樹脂**　：添付文書の通り。血中濃度低下あり。３時間ずらして投与。
リポバス	**制酸剤**：国内外で報告がない。構造上も相互作用を疑わせる問題はない。 **樹脂**　：ラット（シンバスタチン500mg/kg、コレスチラミン600mg/kgの大量投与でAUC50%減）。 臨床では併用でむしろLDLコレステロール低下の効果あり。☞表外の※
リピトール	**制酸剤**：国内報告なし。海外報告（10mg1日１回、マーロックス30mL1日４回15日間併用、スタチン単独と比較。AUC33%減、C_{max}34%減の報告があるも脂質低下に影響なし） **樹脂**　：添付文書の通り。血中濃度25%低下するもLDL低下率はむしろ大きい。
クレストール	**制酸剤**：血中濃度50%低下。 **樹脂**　：コレスチミドとの併用では併用注意に至るほどの吸収低下はない。
リバロ	**制酸剤**：報告はなく、注意は必要なしと考えている。 **樹脂**　：添付文書の通り。時間を空けて投与。

※スタチンの最終的な作用はLDL受容体の発現になります。そのLDL受容体はいったん合成されるとある程度長持ちして再利用されることが知られています。この仕組みが、スタチンの吸収阻害があっても効果が継続する理由かもしれません。

ところ以下の理由が考えられるそうです。

（１）消化管内でMgイオン等と結合して非吸収体となる。

☛何らかの構造上の特徴が関係するのか？

（2）消化管内pH上昇でクレストールのイオン化が進み吸収が減少する。

☛クレストールのpKaと他のスタチンのpKaを比較しても大きな差はないので、苦しい推論か？

（3）制酸剤で消化管運動が亢進され吸収が遅れる。

☛どのスタチンでも共通の話になるので、これも苦しい推論か？

以上3つの推論で最も考えられそうなのが、1の金属イオンとの結合説ではないでしょうか。

②各スタチン系薬の構造上の特徴

コレステロールは肝臓でアセチルCoAから二十数段階の反応を経て生合成されます。その律速段階酵素としてHMG-CoA還元酵素が知られ、スタチン系薬はその酵素を阻害します（図40）。

スタチンの構造にはHMG-CoA還元酵素の基質HMG-CoAとその生成物メバロン酸の構造に類似する部分（3,5-ジヒドロキシヘプタン酸構造）があり（図41）、そこが酵素の活性化部位にはまり競合的な阻害作用を示すとされています［図41の〇枠が類似構造：ただリポバス®は点線部分が開裂した活性代謝物（オープンアシド体）となってから同じ構造になります］。

では、これらの構造を比較して、クレストール®には他のスタチン系と違ってMgやAlと結合しやすそうな部位はあるでしょうか？　一般に金属イオンの正電荷に対して非共有電子対のある原子（N、O、F等）が配位し

図 40　スタチン系薬の阻害部位

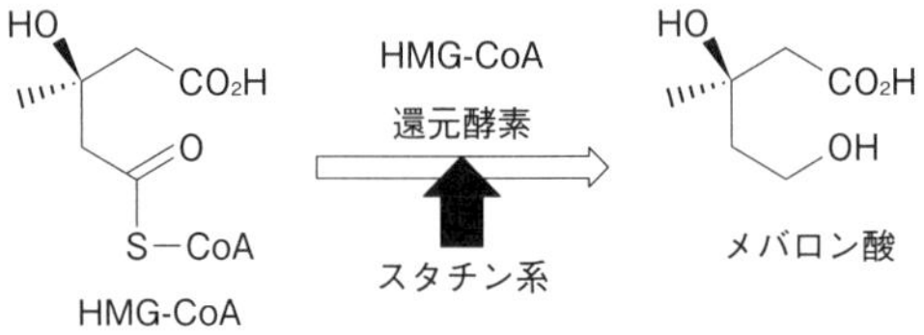

てキレート[※]を形成するといわれています。クレストール®の場合は窒素原子が近隣に３つ存在する部位（三角部分）があります。リピトール®にも２つの窒素原子と１つの酸素が近くにあり（四角部分）、添付文書に注意書きはないものの制酸剤と併用すると血中濃度が低下するという報告と一致するようです。

ニューキノロン系抗菌薬と金属では隣接する２つの酸素原子がキレートを形成して、吸収が悪くなるという説[102]がありましたので、スタチン系でも同様の現象が起きている可能性があります。

※）キレート：薬の分子内に複数の金属イオンと結合する部位があり金属イオンを包み込む反応で、薬が消化管吸収されなくなる場合が多い。

③まとめ

スタチン系の薬は脂質異常症の治療で最も利用されていると思います。それだけに他の薬との併用が多い薬にもなります。併用薬の多い患者さんは、飲み合わせがあるかを一度薬剤師に聞いてみるとよいかもしれません。

図 41　スタチン系薬の構造式

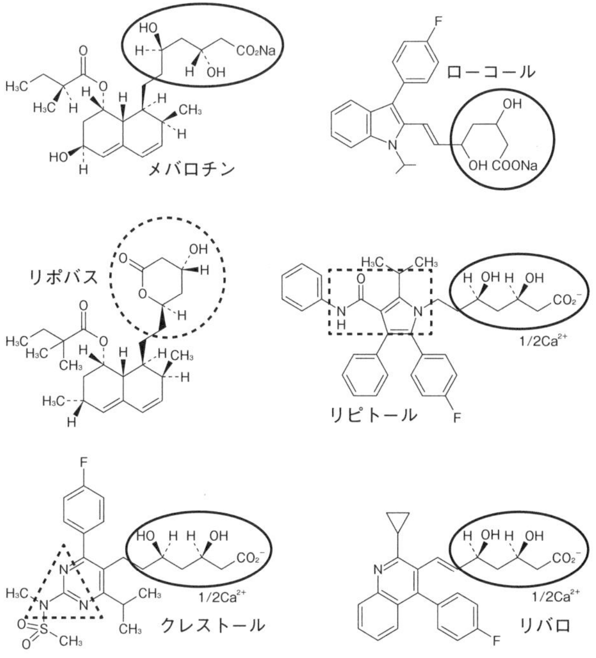

２）ニューキノロン系抗菌薬とNSAIDsの併用[172)]

前項の最後でニューキノロン系抗菌薬（以下、NQとも略）が出てきましたので、ここではNQの相互作用の話題を取り上げます。ニューキノロン系抗菌薬は脳内の抑制系神経$GABA_A$受容体を阻害するため、単独でも痙攣発作を引き起こす可能性があり、さらに消炎鎮痛解熱剤のNSAIDs（非ステロイド性抗炎症薬）が、NQ系薬の阻害作用を増強するとされています。従って、これら

２系統の薬の併用は併用禁忌であったり、併用注意となっています。

最近では一部のNSAIDs（メフェナム酸；ポンタール®）であれば併用しても安全という報告があるようです。そこでニューキノロン系抗菌薬とNSAIDsの併用について、現状はどういう状態なのかを添付文書と無作為に選んだ文献から私なりに考察してみました（パスカラニュース172号では一覧表を掲載）。

①添付文書からの情報

1．併用禁忌の組み合わせは、下記の４つの組み合わせのみになります（右側がNSAIDs）。

・シプロフロキサシン（シプロキサン®） ⇔ ケトプロフェン（同名ジェネリック薬®）

・プルリフロキサシン（スオード®）、ノルフロキサシン（バクシダール®）、ロメフロキサシン（バレオン） ⇔ フルルビプロフェン（フロベン®）

☛上記のNSAIDs2剤はいずれもプロピオン酸系に属します。

2．併用注意の組み合わせは、NSAIDsの中で下記の２系統に限定されています。

❶フェニル酢酸系

代表的薬剤としてジクロフェナク（ボルタレン®）などがあります。

❷プロピオン酸系

代表的薬剤として（１）以外にロキソプロフェン（ロ

キソニン®)、イブプロフェン（ブルフェン®)、プラノプロフェン（ニフラン®)、ナプロキセン（ナイキサン®)、ザルトプロフェン（ペオン/ソレトン®）などがあります。

3．併用注意の記載がないNSAIDsは上記２系統以外の全ての系統になります。

使用頻度の高いと思われる薬剤としては
エトドラク（ハイペン®)、インドメタシン（インテバン坐剤®)、メロキシカム（モービック®)、セレコキシブ（セレコックス®)、メフェナム酸（ポンタール®)、アセトアミノフェン（カロナール®)、アスピリン・ダイアルミネート（バファリン®)、チアラミド（ソランタール®）などが挙げられます。

②文献検索からの情報

ニューキノロン系薬とNSAIDs併用に関する報告は数多くあります。ここでは無作為に選んだ5つの文献（P.166）からの情報のみで考察するため、偏った見解になることはあらかじめご了解ください。

1．添付文書上で併用禁忌となっている組み合わせについて

併用禁忌のある２種類のNSAIDs全てに２報ずつ、NQとの併用による痙攣誘発や$GABA_A$受容体阻害効果の報告がありました。併用による悪影響は確実にありそうです。

2．添付文書上併用注意となっている組み合わせについ

て

プラノプロフェンで痙攣誘発、ナプロキセンで受容体阻害効果増強の報告が各１報あります。

ジクロフェナク、ロキソプロフェン、イブプロフェン、ザルトプロフェンでは併用による影響はないようです。

しかしイブプロフェンで痙攣活性が高まるという別の報告もあります。

併用注意の中には痙攣を誘発するものとしないものがあり一定の評価はできませんが、少なくとも注意を喚起すべき組み合わせと考えられます。

３．添付文書上併用注意がない組み合わせについて

インドメタシン以外は併用による悪影響はない報告が多く、併用注意がない根拠になっていると思われます（全てのNSAIDsを調査したわけではないので思い込みには注意が必要です）。

☛メフェナム酸では痙攣誘発なしが２報あるので、メフェナム酸は安全なNSAIDsと思われます。

インドメタシンでは、$GABA_A$受容体阻害効果ありと痙攣発作なしの相反する報告が出ています。

４．NQ単独での脳内$GABA_A$受容体阻害効果の強い順序について（P.166参考文献２より）

プルリフロキサシン（スオード®）≒ノルフロキサシン（バクシダール®）＞シプロフロキサシン（シプロキサン®）≧オフロキサシン（タリビッド®）≒トスフロキサシン（オゼックス®）≒ロメフロキサシン（バレオン®）

＞レボフロキサシン(クラビット®)

　プルリフロキサシン、ノルフロキサシン、シプロフロキサシンは強い阻害活性を示しています。

別の報告で次のようなデータもあります（「宇野勝次（福山大学薬学部）講演内容」より)。

エノキサシン（止）>>ノルフロキサシン>ロメフロキサシン>シプロフロキサシン>>>メガロシン(止)、スパルフロキサシン（止)、オフロキサシン、レボフロキサシン

　ここではロメフロキサシンも強めの阻害活性を示しており、実験者間で相違が見られます。

　☛（止）は現在販売中止となった薬で、NQ系抗菌薬間の競争の激しさを感じます。

P.166参考文献5より、ガレノキサシン（ジェニナック®）はラット脳GABA受容体を阻害しない結果が出ています。

　ただしガレノキサシンの市販後調査では、プロピオン酸系との併用で痙攣が報告されています。

5．NSAIDs併用により痙攣を誘発したNQについて（P.166参考文献3と4より）

　ノルフロキサシンとロメフロキサシンの報告があります。

③まとめ

シタフロキサシン、プルリフロキサシン以外のNQには全て添付文書上、痙攣の副作用があります。プルリフ

ロキサシンも受容体阻害ではノルフロキサシンに匹敵する阻害活性を持っているので、シタフロキサシンも含めて全てのNQには単独で痙攣を誘発する可能性があると考えておいた方がよいと思います。その上で以下を考慮しておく必要があるでしょう。

（1）痙攣誘発の可能性が高そうなNQはプルリフロキサシン、ノルフロキサシン、シプロフロキサシン、ロメフロキサシンと考えられます。

（2）てんかん既往のある患者では、全てのNQ処方に対して疑義照会が基本と思われます。

☛ちなみにGABA増強作用の抗てんかん薬にはデパケン®、ガバペン®、リボトリール®、トピナ®などがあります。

（3）モキシフロキサシン（アベロックス®）以外は、腎排泄型薬剤のため腎機能障害時は血中濃度が高くなり痙攣誘発要因になる可能性が危惧されます。

併用が禁忌となっている組み合わせは動物実験でも痙攣誘発の報告があるので、疑義照会対象として他剤への切り替えを勧めるべきでしょう。

併用が慎重となっている組み合わせは、動物実験では痙攣の報告のある例とない例に分かれています。安全性確保の観点で疑義照会をして、処方医の意向によっては他剤への切り替えを勧めた方がよいかもしれません。

「フェニル酢酸系とプロピオン酸系」以外の系統のNSAIDsとNQの組み合わせは、添付文書上「併用注意がない」ので原則的には併用は可能と考えられますが、以下のことを留意します。

（1）インドメタシンでは相反する報告もあるので、安全性確保の観点で併用は避けた方がよいかもしれません。アセメタシン（ランツジール®）も代謝後インドメタシンに変化するため、避けた方が無難かもしれません（広くインドール酢酸系は避けた方がよいかもしれません）。

☛このように添付文書で併用注意がなくとも $GABA_A$受容体阻害の報告があるかもしれないことを考慮すると、他のNSAIDsは大丈夫だろうかという不安が生じますが、残されたNSAIDsで繁用される薬は実はそれほど多くありません。

（2）併用するのがどうしても心配であれば動物実験では問題がなさそうなアセトアミノフェン、メフェナム酸またはアスピリン・ダイアルミネートと $GABA_A$受容体阻害作用の少ないレボフロキサシン、トスフロキサシンまたはガレノキサシンの組み合わせが推奨候補となると思われます。

☛ただしアスピリン・ダイアルミネートは含まれるアルミニウムとNQがキレートを形成し、NQの吸収を阻害するため同時投与はできません。

以上、私なりにまとめましたが、日常業務での判断のよりどころは添付文書になりますので、どの併用までを最終的な疑義照会の対象にするかの結論は控えます。

【参考文献】

1. YoshinoT,et al.Eur J Pharmaco.2005 Jan 10;507(1-3):69-76：マウスでのGABA$_A$受容体結合阻害実験
2. Kim J,et al. Drug Metb Pharmacokinet.2009:24(2):167-74：マウスでのGABA$_A$受容体結合阻害実験
3. Hori S,et al. J Infect Chemother.2003 Dec;9(4):314-20：マウスを使った痙攣誘発実験
4. Murayama S,et al. Nihon Yakurigaku Zasshi.1992 Jan;99(1)13-8：マウスを使った痙攣誘発実験
5. Nakamura T,et al. J Toxicol Sci.2003 Feb;28(1):35-45：ジェニナック®に特化した文献（富山化学）

３）薬効が正反対の薬が処方された場合の対応[129)]

相互作用の究極的な組み合わせかもしれませんが、薬効が正反対の薬が処方されるケースが見られます。作用が逆なのですから、効果を打ち消し合うのが一般的です。従って、初めて併用が確認された時点では、疑義照会すべき処方になります。疑義照会しても、どうしても必要だからと主治医から言われた場合にどのように解釈すべきか、また納得すべきかという極論的な話になります。

①認知症患者にリスペリドンとフルボキサミンが投与された例[129)]

認知症患者さんの周辺症状として、攻撃性と抑うつの双方の症状が現れた際の処方と見なされました。

１．リスペリドン

抗ドパミン作用と抗セロトニン作用を持つ薬剤で、脳内のドパミン受容体（D$_2$）でドパミンと拮抗することで統合失調症の陽性症状を改善し、さらに脳内のセロトニ

ン受容体（5-HT_{2A}）でセロトニンと拮抗することで統合失調症の陰性症状を改善する薬剤です。認知症患者の周辺症状の一つ、激越などの攻撃行動に対して頓用で利用されるケースがあります。また、次に紹介する5-HT_{1A}受容体への拮抗作用は弱いとされています。

２．フルボキサミン

選択的セロトニン再取り込み阻害薬（SSRI）で、脳内の神経間隙でのセロトニンの濃度を増加させて、抑うつ症状を改善させる薬剤です。抗うつ効果はセロトニンの5-HT_{1A}受容体への刺激で発揮されます。

３．両薬剤を併用すると

脳内の神経間隙で両薬剤は、リスペリドンがセロトニンの作用を妨害し、フルボキサミンがセロトニン量を増やすため作用は真逆になります。

幻覚・妄想・攻撃性を発症する脳神経の部位と抑うつを発症させる脳神経の部位が、たとえ脳内の違う場所にあったとしても、薬は両部位に非選択的に取り込まれると考えられるので、併用すると必ず競合現象が起こると思われます。

ただし、リスペリドンは受容体選択性の点から5-HT_{1A}受容体への遮断作用は弱いと考えられますので、フルボキサミンの抗うつ効果をあまり邪魔しないとも考えられます。ただリスペリドンでは抑うつの副作用も報告されていますので、注意は必要です。

リスペリドンはセロトニン受容体（5-HT_{2A}）に結合してセロトニンに対して拮抗阻害をします。しかし基本的には付いたり離れたりを繰り返しますので、その状態のところにフルボキサミンが投与されるとセロトニンの再取り込みが抑制されるため、周辺のセロトニンが増えてきて、セロトニン自体も自分の受容体に結合できるチャンスが増えてきます。従って、統合失調症による陰性症状の改善効果は落ちてくると考えられます。

一方、幻覚・妄想・攻撃性という陽性症状に対するリスペリドンの抗ドパミン作用をフルボキサミンは特に邪魔しないので併用しても問題はない、と考えることもできます。

以上のような作用（まとめを図42に表示）から見ると、認知症があり攻撃性などの陽性症状が併存した状態で抑うつが出た場合の両剤の併用は、ある程度は理にかなっていると言えそうです。しかしフルボキサミン自体にも攻撃性・易刺激性・興奮（自殺念慮も含め）の副作用が報告されていますので、認知症患者さんの攻撃性悪化につながる可能性も否定しきれません。

その意味では、初めて併用処方されたときは、安全性の観点からの疑義照会が適切な対応法と考えられます。

フルボキサミンなどの選択的セロトニン再取込阻害薬（SSRI）と攻撃性については、2009年6月「医薬品・医療機器等安全性情報No. 258」に掲載があり、この系統の添付文書には攻撃性に関する記載が「重要な基本的注意」に追加されています。「慎重投与」には「衝動性が高い併存障害を有する患者」も追加されており、これは統合失調症治療薬を投与されている患者さんや攻撃性を

図 42　リスパダールとフルボキサミンの作用図

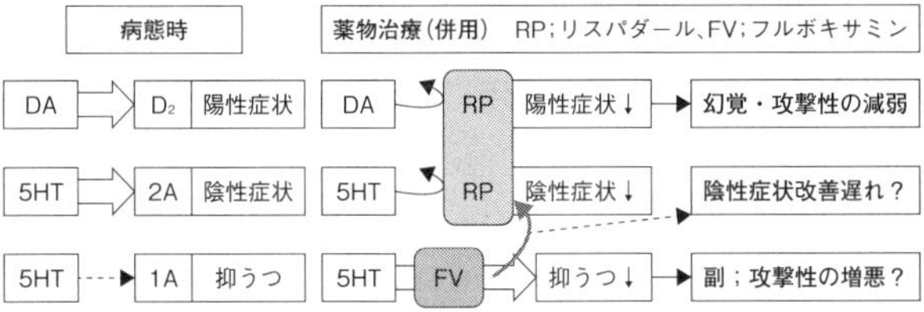

持った認知症患者さんに相当すると考えてよいでしょう。次に、「同安全性情報No. 258」に記載されている４症例のうち統合失調症治療薬と抗うつ薬の併用例が１例あったのでそれについて紹介します。

【症例１（20代男性）攻撃性の出現例】

統合失調症があり、リスペリドンが継続して投与されていた⇒抑うつ状態の出現のためパロキセチンの併用開始⇒投与51日目で躁状態出現⇒投与52日目：夜中に町中でけんかし、他人の首を刀で刺す⇒投与71日目でパロキセチンを中止したところ、落ち着く。

☛今回紹介したフルボキサミンと同じSSRIに分類されるパロキセチンとリスペリドンの併用例です。なぜ、両者の組み合わせでSSRIの副作用の興奮性発現につながったかは不明ですが、もし併用するとなったら興奮性の発現をフォローする必要があるでしょう。

②ブチルスコポラミン錠とドンペリドン錠が併用される場合がある[129)]

これも実際にあった併用処方例で、痙攣性の腹痛にブチルスコポラミン、嘔吐症状にドンペリドンが処方されたのですが、疑義照会しても継続となっている例です。明らかに真逆な作用なのと、添付文書では一方の減量または中止となっているので、初回処方時には疑義照会の対象ですし、主治医がそれでもGoと言うならば、継続して患者をフォローする必要があります。

1．ブチルスコポラミン

消化管に存在するアセチルコリン受容体上で、副交感神経系神経伝達物質アセチルコリンと拮抗する薬です。いわゆる抗コリン薬で、消化管運動亢進状態を抑制して消化管が痙攣した際に発する腹痛状態に効果を示します。抗コリン薬の代表的な薬剤にアトロピンがありますが、ブチルスコポラミンの方が腹部臓器の壁内神経節により選択的に作用するといわれています。

2．ドンペリドン

消化管神経叢に存在するドパミンD_2受容体を拮抗的に阻害する薬剤になります。ドパミンがドパミンD_2受容体を刺激すると腸管へのアセチルコリンの遊離を抑制します。アセチルコリンが減少すると、消化管運動が抑制され悪心や嘔吐の症状が出てきます。ドンペリドンはドパミンD_2受容体を遮断してドパミンの作用を抑制し、アセチルコリン量を増やして消化管運動を活発化させ悪心や嘔吐を改善します。

別の薬ですが、メトクロプラミドも同様に消化管神経叢ドパミンD_2受容体を遮断して悪心・嘔吐を抑制します。さらにメトクロプラミドはセロトニン受容体（5-HT_4）を刺激して腸管運動を亢進したり、中枢性のセロトニン受容体（5-HT_3）に拮抗して抗嘔吐作用もあります。

３．両剤を併用すると

ブチルスコポラミンとドンペリドンはアセチルコリンの作用を減弱する薬と増強する薬となり、真逆の立場にある薬になります。これを併用しろとはあまりにご無体なという話になります。

４．どう対応するか、どう考えるか

ドンペリドンの添付文書では、両者は併用注意となっており、「ドンペリドンの胃排出作用が減弱することがある。症状により一方を減量、中止する。又は必要に応じて間隔をあけて投与する」となっています。中止するのは簡単ですが、もし間隔を空けて併用するときはどれだけあければよいかの問題が出てきます。

ブチルスコポラミン錠の半減期は先発薬も含めて記載がなく、ブチルスコポラミン注射（タイヨー；販売中止）の半減期のデータから引っ張ると約2.3時間。T_{max}は想像で１時間以内とします。一方のドンペリドン錠（沢井製薬）のT_{max}と$t_{1/2}$はそれぞれ0.6時間、3.1時間とあります。両方の薬とも１日３回服用する場合ですが、まずお腹の痙攣性の痛みから治すのであればブチルスコポラミンを朝７：30に服用してから次は昼

12：30に服用するとします。その間隔は5時間です。その中間の時間10：00にドンペリドンを服用すると、ブチルスコポラミンはC_{max}の半分程度が血液中に残っていますが、次の服用時間までにさらに減少します。ドンペリドンを飲み始めた時点からお腹の痛みは徐々に復活するかもしれませんが、ドンペリドンが効いてくるので吐き気は治まりだすでしょう。ブチルスコポラミンを昼12：30に服用するころにはドンペリドンの血中濃度もC_{max}の半分近くに下がっており、ブチルスコポラミンの影響力が次第に増してきます。つまり相互の薬の作用を極力打ち消し合わないようにするわけです。次にブチルスコポラミンがC_{max}の半分になった15：30ころに、またドンペリドンを服用する。そのような変則的な服用を患者さんがきちんと守ってくれるかは別として、それを繰り返していくうちに腹痛と吐き気の症状が軽減されていくと前向きに考えるしかなさそうな併用例です。

以上は患者さんの複数の症状に対して、その症状に合う適応症を持った薬を機械的に併用すると、相反する作用機序の組み合わせになる典型例と言ってよいでしょう。薬剤師泣かせの処方例と言えます。

③まとめ

正反対の薬を併用することがあると聞いてビックリされる方も多いと思いますが、薬剤師もビックリなのです。そのような処方箋が来た場合には、疑義照会といって薬剤師は処方医に確認して納得してから患者さんに薬をお渡しします。医師の回答に薬剤師が納得できない場合は、その薬剤師は薬を飲んでいるときの注意を患者さんに説明しているはずです。

４）オルメサルタンで色が付く[264]

これまでの話は２つ以上の薬が体の中に入ってから、互いに影響を及ぼし合う「**相互作用**」の話題でしたが、今回の話題は体に入る前の段階の話になりますので、本項目の趣旨とは異なるかもしれません。われわれの業界では「**配合変化**」と呼んでいる分野になります。ある薬局さんを訪問したとき、糖尿病治療薬のメトホルミンと高血圧治療薬のオルメサルタンを一包化[※] する指示が出た処方があり、変色するから一包化できないと騒動になっていた話になります。

※）一包化：服用時間ごとに複数の薬を一包みにする調剤方法。多種の薬が出される高齢者には飲み間違いを防ぐのに有用。入院患者でも薬の自己管理ができない患者さんに一包化すると看護師業務の軽減につながる。

①オルメサルタンとメトホルミンの配合変化

オルメサルタンの先発薬「オルメテックOD錠」の添付文書を見ますと、最後５ページ目の「取り扱い上の注意」に「高温多湿条件下で本剤をメトホルミンやカモスタットと一包化するとメトホルミンやカモスタットが変色するので一包化はしないように」との記載があります。当然、ジェネリック薬でも同様の注意があり、さらに配合試験結果を公開しているメーカーさんもあります。また、2015年6月号の日経DIデジタルでは、オルメサルタン配合剤のレザルタス配合錠®とメトホルミンを一包化して変色したという監査での見落とし注意記事も掲載されていました。

②オルメサルタンの製剤的特徴

成分名はオルメサルタン・メドキソミル（図43）でエステル化合物となっています。服用後、消化管、門脈血、肝臓において加水分解されて、活性体オルメサルタンとなって降圧作用を発揮します。一方、点線四角で囲んだ部分がメドキソミル部分で、これが開環しながら変化し途中ジアセチル（図44）という揮発性の物質が生成されると、特有のヨーグルト臭になるといわれています。こ

図 43　オルメサルタン・メドキソミル

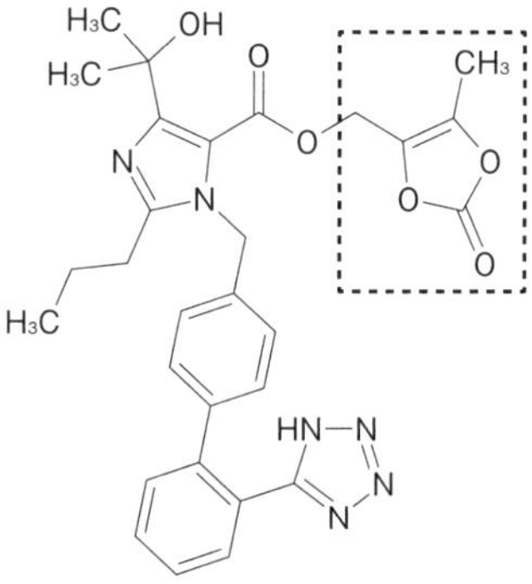

の変化は体内ばかりでなく製剤の中でも少なからず起こっているため、人によってはオルメサルタン自体を不快な臭いの薬と感じられるようです。

③メトホルミンの製剤的特徴

一般名はメトホルミン（化学名：ジメチルビグアナイド）で、２個のグアニジン（図45）が縮合し２個のメチル基が付いた形をしています（図46）。点線で囲んだ部分をビグアナイド基と呼びますが、この部分とオルメサルタン由来のジアセチルが反応することで黄変色します。しかし、ジアセチルとビグアナイド基があるだけでは反応せず、高温多湿の条件が必要とされています。いくつかのジェネリックメーカーさんの配合試験では、40℃、湿度が75％という条件で実施され、その結果を見ますと、早くて２～３日、遅くとも１週間でごく薄い黄色への変化がメトホルミン錠側で見られ、１カ月程度で黄変します。一方のジアセチルを放出している側のオルメサルタンの変色はありません。また同時に実施された通常の室温条件での実験では変化はなかったとされています。変色したメトホルミンに効果があるのか、何か副作用を引き起こすのかの詳細は不明ですが、患者さんに怪しげなものを与えるようなことをしてはいけません。

図 44　ジアセチル

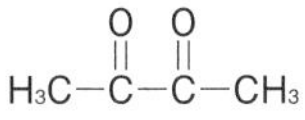

図 45　グアニジン

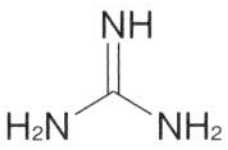

④カモスタットメシル酸（フオイパン®）の場合

添付文書で変色するとの記載のあるカモスタットでも同様の配合試験結果から、高温多湿条件下でオルメサルタン側には変化なく、カモスタット側が１カ月後にごく薄い紅色に変化したとしています。こちらも室温条件では変化はありませんでした。カモスタットではビグアナイド基ではなく似た構造のグアニジノ基（図47点線枠）が端についており、ここにジアセチルが反応すると考えられています。

⑤同じような構造を持った薬剤は他にないのか？が気になるところです

そこでSAFE-DI（アルフレッサ社）を利用して全文検索で5-methyl-2-oxo-1,3-dioxol（メドキソミル部分に相

図 46　ジメチルビグアナイド（メトホルミン）

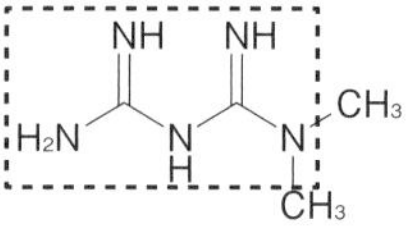

図 47　カモスタット

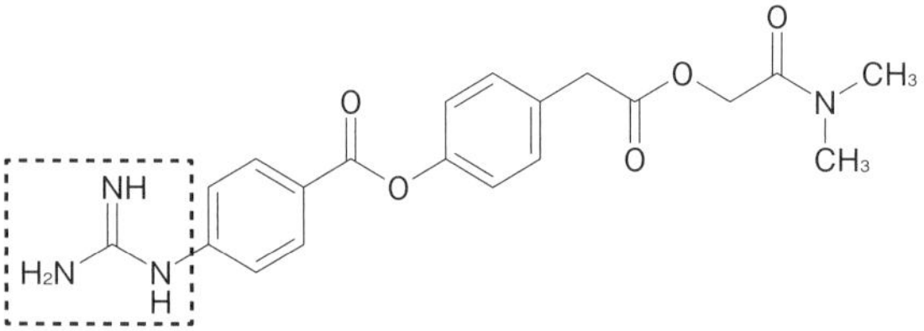

当）、biguanide、guanidinoで検索してみたところ、下記の薬が検索されました。

1．メドキソミル基の検索結果：

オルメサルタンとその配合錠に対して、ニューキノロン系抗菌薬のプルリフロキサシン（スオード®）が出ました。スオードには配合注意の記載はありません。体内では代謝によりジアセチルが生じるようですが、オルメサルタンのようなエステル結合になっていない（図48四角部）ため、製剤中ではかなり安定でジアセチル生成は無視できるのではないかと考えられました。

図 48　プルリフロキサシン

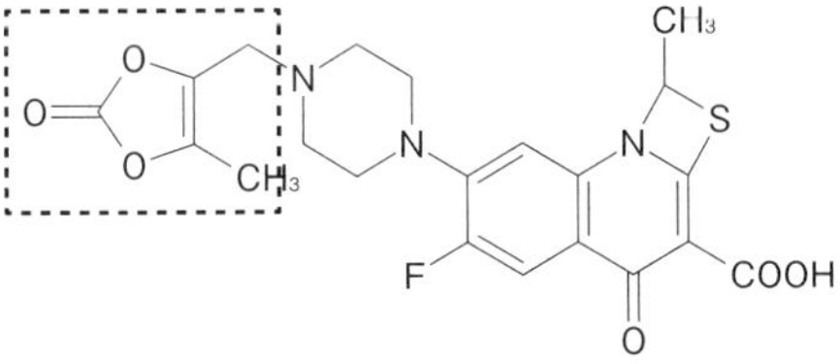

2．ビグアナイド基の検索結果：(表20)

表 20　ビグアナイド基の検索結果

商品名（一般名）	位置	注意	商品名（一般名）	位置#1	注意#2
ジベトス/ジベトンS錠（ブホルミン）	**端**	**あり**	ヒビテン液（クロルヘキシジン）	途中	なし
マラロン配合錠（プログアニル）	途中	なし	オラネジン消毒液（オラネキシジン）	途中	なし

＃1位置：ビグアナイド基やグアニジノ基の位置が構造の端にあるか途中にあるか。
＃2注意：オルメサルタンとの一包化注意記載があるかないか。

ビグアナイド系糖尿病用薬ブホルミン（ジベトス/ジベトンS®）のシェアは少ないとは思いますが、オルメサルタンとの一包化に対する注意記載がありますので気をつけましょう。マラロン®は抗マラリア薬で一包化はまずあり得ず、また途中にある対象基が反応するかどうか不明です。参考のため消毒薬も載せておきましたが、クロルヘキシジンにビグアナイド基が存在していたとは個人的には驚きでした。

3．グアニジノ基の検索結果：

胃粘膜保護薬ベネキサート（ウルグート®等）は対象基が端にあるのでオルメサルタンと反応し得るのではないかと思いましたが、一包化への注意書きはありません。カプセル剤なので中身の変化が分からないだけかもしれません。アルギ顆粒®は特殊な適応（先天性尿素サイクル異常症等）のため、一包化自体がされない印象があり

表 21　グアニジノ基の検索結果

商品名（一般名）	位置	注意	商品名（一般名）	位置	注意
アルギU注、配合顆粒（アルギニン）	端	なし	ウルグート/ロンミールカプセル（ベネキサート）	端	なし
イナビル吸入（ラニナミビル）	端	なし	リレンザ吸入（ザナミビル）	端	なし
ラピアクタ注（ペラミビル）	端	なし	スパニジン注（グスペリムス）	端	なし
スロンノン/ノバスタン注（アルガトロバン）	端	なし	エフオーワイ注（ガベキサート）	端	なし
フサン注（ナファモスタット）	端	なし			

ます。その他は注射薬や吸入薬のため、オルメサルタンと一包化されませんが、参考のために掲載しておきました。

余話

表21中の抗インフルエンザウイルス薬のイナビルとリレンザは、その構造の一部がメトキシ基か水酸基だけの違いなだけでほぼ同構造のため、どちらかにアレルギーがあるともう一方は利用できない可能性が高くなります。

⑥メトホルミンの配合錠［（　）内は配合相手薬］

最近は作用機序の異なる同効薬の配合薬が多くなってきました。メトホルミンを含む配合薬にも当然オルメサルタンとの一包化注意があるものと思い、チェックしてみました。

（1）一包化注意記載あり：イニシンク®（アログリプチン）、メトアナ®（アナグリプチン）、メタクト®（ピオグリタゾン）

（2）一包化注意記載なし：エクメット®（ビルダグリプチン）

なぜかエクメットに関しては一包化への注意がありません。ある薬局薬剤師さんがメーカーに照会したところ、配合実験をしたが不都合はなかったと回答があったそうです。それでも変色は起こり得ると考えた方が無難な気がします。

⑦まとめ

配合変化は、２種類以上の粉薬を混ぜ合わせるとき、液体の薬を混ぜ合わせるとき、注射薬を混ぜ合わせるときなどさまざまな場面で起こり得ます。一般に薬の効果は下がりますし、そもそも薬が吸収されない場合もあります。

第５章
薬と統計学の関係

どの分野でもそうですが、ある現象の全体の動向を把握するために、少数の結果を基にして全体の傾向を推測する必要が出てきます。医療の世界では、ある治療法（ここでは治療薬）が本当に対象の疾患を治療し得るのか、もしくは症状を軽減できるのか、現在ある症状の悪化を遅らせることができるのかなどを知るために統計学が用いられます。私自身は統計学の専門家でも何でもないですが、パスカラニュースでも統計学的な評価をしている記事があります。まずは薬の治療効果、もしくは副作用発現の信憑性を測るための基本的な統計指標から解説していきます。

1）統計学を利用する上での基本的な理解について[166, 178]

医薬品の添付文書やインタビューフォーム等を見ていると、薬物動態や臨床試験などの結果などでさまざまな統計学の用語が出てきます。ここではそれらのいくつかをピックアップして、私なりの独断的な解説を試みます。

①平均値（$\bar{X}$）または（m）

ある集団の特徴を表す際の代表の値と言えます。一般的な平均値は算術平均値と呼ばれ、その集団（身長、体重、血糖値、最高血中濃度などどの分野でも当てはまります）に含まれる全ての数値を合計して、その集団の総数で割った数字になります。数式に表わすと以下になります。

$$\overline{X}=(X1+X2++\cdot\cdot\cdot\cdot Xn)/n$$

この平均値（$\overline{X}$またはm）は限られた数の集団の平均値になるので、標本平均値とも呼ばれています。それに対して全世界的規模の平均値、つまり真の平均値というものもあり、それを母平均と呼び、通常μ（ミュー）という記号で表します。全世界的規模なので通常は知り得ないレベルの平均値になります。

集団の動向を知るには、本当は真の平均値である母平均値を知りたいところなのですが、実際には限られた数の標本平均値を求めて母平均値にどれだけ近いのかを知る学問が推計学になります。

②標準偏差（SD）

ある集団の特徴を表す際には、代表値つまり平均値だけでは物足りません。集団が代表値からどれほどバラついているかを知るのも一つの方法になります。それを表す一つの方法が標準偏差（Standard Deviation）になります。

代表値である平均値から個々の値がどれほど離れているかの程度を示す値になりますから、次のような離れ具合の平均値をとればバラツキ具合が分かるはずです。

$$\text{バラツキ具合}=\{(X1-\overline{X})+(Xn-\overline{X})\}/n$$

ところが、個々の値は$\overline{X}$より＋か−か等しいかになるので足し合わせると０になってしまいますから、少し工夫してそれぞれの項を２乗して全て＋か０にしてしまいます。その平均値をバラツキ具合の指標にすれば集団の特徴が見えるはずです。ただ単位も２乗になって都合が悪いので、その平方根を求めたものをバラツキの指標、つまり不偏標準偏差（SD）と定義しているわけです。数式は以下になります。

$$SD = \sqrt{\frac{(X1-\overline{X})^2 + (X2-\overline{X})^2 + \cdots + (Xn-\overline{X})^2}{n-1}}$$

母平均のときと同様に、このバラツキ具合の指標も限られた数から得られた数値なので、標本標準偏差と呼びたいところですが、不偏標準偏差と統計学的には呼ばれます。さらに分母がｎではなくｎ－１となっているところも要注意です。真のバラツキは母標準偏差と呼び、σという記号で表わし分母はｎになります。

分母で１違う意味は、例数の少ない標本の不偏標準偏差を母標準偏差により近くするためと理解するにとどめておきましょう。

③正規分布

ある集団の集まり具合を表現したものが分布です。分布にもいろいろな種類があります。ただ、世の中の多くの集団は正規分布という集まり方をするようです。統計学としては数式が求められており次のような奇妙な数式になります。

$$f(x) = \frac{1}{\sqrt{2\pi\sigma^2}} \exp\left(-\frac{(x-\mu)^2}{2\sigma^2}\right)$$

$f(x)$は任意の数xのときの発生頻度、σは標準偏差、μは平均値、expは自然対数の底のeになります。横軸に数値x、縦軸に頻度$f(x)$をとってグラフにしたものが次ページの図49です。

黒い太い実線で示した山なりの形の下の面積が全体を表し、合計すると１になります。平均値μはちょうど中央になります。σが標準偏差というバラツキの指標になりますが、$\mu\pm\sigma$で囲まれた部分（実線枠）の曲線下面積は全体の面積の68.27％になります。全体の集団を100人と考えると平均値±１標準偏差の範囲内には約70人（70％）の人が入ります。言い換えると「多くの人」がこの範囲に入ると言えます。$\mu\pm2\sigma$で囲まれた部分（点線枠）になると全体の面積の95.45％になりますから、全体を100人と考えると約95名（95％）という「ほとんどの人」がこの範囲に入ると言えます。$\mu\pm3\sigma$では99.73％の人が入りますから、「ほぼ全ての人」がこの範囲に入ると言い換えることができるでしょう。

平均値±標準偏差というデータがあったら、この±１標準偏差の中に７割近くの多くの人が入るのだと思っておくと何となくイメージがつきやすいと思います。

④９５％信頼区間

薬のデータを見ていますとよく95％信頼区間（95％CI）という用語が出てきます。平均値を示した後に［A～B］という形式で出てきます。これは集団の真の平均値（つまり母平均値）が95％の確率で、A～Bの範囲内にありますよという意味になります。95％の確率ですから真の平均値が、ほぼこの区間にあると信じてよさそうで

図 49　正規分布のグラフ

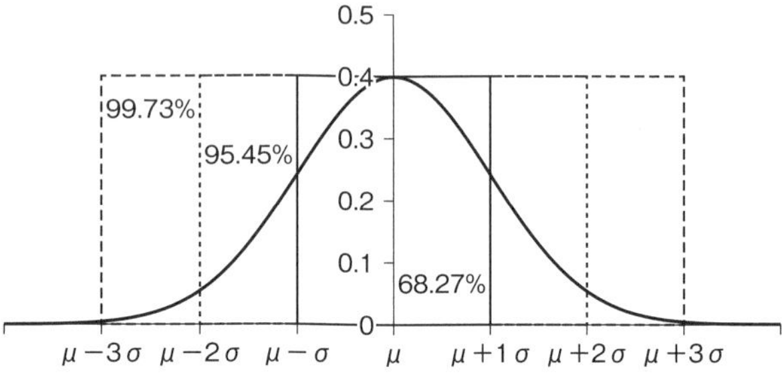

す。

例えば、血圧を下げるＡ薬とＢ薬をある集団を利用して比較したとします。Ａ薬を利用した際に血圧の下げ幅の平均値をａとします。そしてＢ薬を利用した際の血圧の下げ幅の平均値をｂとします。Ａ薬とＢ薬のどちらがより血圧を下げるかという評価をする際に、両者の差または比で比べる２つの方法があります。

1．差の比較： Ａ薬とＢ薬の降圧程度の平均値の差（ａ－ｂ）が＞０であれば、Ａ薬の降圧効果がＢ薬より優れていることになります。しかし、その結果はたまたま偶然に出たものかもしれません。そこで活躍するのが95%信頼区間になります。計算の詳細は省きますが、その区間が［0.5～2.8mmHg］であったとします。95%の確率で差の真の平均値（母平均値）がこの区間にあるという意味になります。最小値でも0.5mmHgという正の値ですから、Ａ薬－Ｂ薬＞０、つまりＡ薬＞Ｂ薬になるのでＡ薬の降圧効果が強いと判断しても良いだろうという結論になります。もし95％信頼区間が［－0.5～2.8mmHg］のように０をまたぐ形であれば、Ｂ薬＞Ａ薬の可能性も残されているので、Ａ薬とＢ薬の効果に差があるとは言えないとなります。

２．比の比較：Ａ薬とＢ薬の降圧程度の平均値の比（ａ／ｂ）が＞１であれば、Ａ薬の降圧効果がＢ薬より優れていることになります。しかし、その結果はたまたま偶然に出たものかもしれません。そこで活躍するのが95％信頼区間になります。計算の詳細は省きますが、その区間が［1.03～1.22］であったとします。95％の確率で比の真の平均値（母平均値）がこの区間にあるという意味になります。最小値でも1.03という１より大きな数値ですから、Ａ薬÷Ｂ薬＞１、つまりＡ薬＞Ｂ薬でＡ薬の降圧効果が強いと判断してもよいだろうという結論になります。もし95％信頼区間が［0.92～1.2］のように１をまたぐ形であれば、Ｂ薬＞Ａ薬の可能性も残されているので、Ａ薬とＢ薬の効果に差があるとは言えないとなります。

以上のように95％信頼区間は何かを比較する際によく出てきますので、差の比較なら０をまたぐのか、またがないのか、比の比較なら１をまたぐのか、またがないのかを一つの判断基準としておきましょう。

ここでは触れませんがハザード比、リスク比、オッズ比[154, 155]などの２つの集団を比較する指標が出てくると、必ずこの95％（もしくは90％）信頼区間が出てきます。

⑤まとめ

統計学はさまざまなバイアス（判断の偏り）を生じる治療効果の評価などに多く利用され、手法もさまざまあり、その全てを理解するのは統計学の専門家でもないと難しいのが現状だと思います。出された結果をどう解釈すればよいか、まずはそこを押えることが大切でしょう。私も統計学は難しいとつくづく思っている一人です。

2）医療用の漢方薬エキス剤と一般用薬の漢方薬エキス剤の比較[184)]

医療機関を受診して処方箋で出される漢方薬エキス剤が医療用医薬品で、医師の処方箋なしに薬局やドラッグストアで購入できる漢方薬エキス剤が一般用医薬品（いわゆるOTC医薬品）になります。

一般用医薬品の漢方薬の表示を見ていますと、満量処方や半量処方という文字が散見されます。満量処方とは医療用医薬品と同じ量の薬が入っているという意味で、半量処方というのは医療用医薬品の半分の量しか薬が入っていないという意味になります。商品の中には３分の１量しか入っていない一般用漢方薬もあるくらいです。

第１章の序章では、薬はある一定量以上の量を飲まないと効果は出ませんよと書いたつもりでした。ここで注目したいのは、一般用の漢方薬が医療用の漢方薬の半分量なのに果たして効果があるのかという問題です。この問題を統計学の基礎を利用して解決できないかというチャレンジになります。

①Ｋ社の桂枝茯苓丸料エキス細粒剤

Ｋ社からは医療用と一般用の桂枝茯苓丸料エキス細粒剤が販売されています。医療用の１日エキス料は2,300mgで、一般用のそれは1,150mgでした。一般用は医療用のちょうど半量処方になっています。この医療用と一般用の２製品を統計学的な知識を使って比較してみましょう。

②医療用の桂枝茯苓丸料エキス剤の治療効果

一般に漢方薬の治療効果のエビデンスは得られにくいとされています。エビデンス獲得に最も有効な二重盲検試験法が、漢方薬独特の匂いや味のために利用しにくいからです。しかしエビデンスレベルは多少低くはなりますが、寺澤捷年ら編「EBM漢方」:医歯薬出版（2003年）という本が出版されているように、漢方薬のエビデンスを追求する医師たちもいます。今回はこの著書から桂枝茯苓丸の効果を抜き出してみます。詳細は省きますが、「ａ．月経困難症に対する有効以上80％、ｂ．更年期障害に対する改善率91.6％」とありました。少々乱暴ですが、ざっくりと医療用桂枝茯苓丸で治療した際の有効率はａとｂの結果の平均値をとって86％とします。

③治療効果を示す血中濃度の計算

桂枝茯苓丸の治療効果は、多くの薬がそうであるように、含まれる有効成分の血中濃度と比例するとします。ただ漢方薬の場合は多成分製剤のため、どの成分がどの程度治療に貢献しているかを知ることは困難を極めます。

図 50　桂枝茯苓丸エキスの効果分布

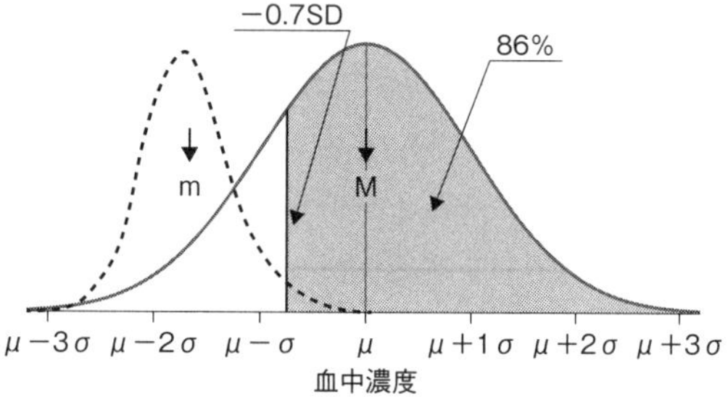

そこで医療用桂枝茯苓丸エキスを服用した多くの患者さんの各成分の血中濃度の総平均値をMとし、仮に100になったとします（M＝100)。そして血中濃度の分布が正規分布をしたとします。この集団の標準偏差値（SD）は不明ですが、少なくとも３×SDは100未満になるはずです。100を超えるようだと平均値より小さい方向のM－３×SDはマイナスの値をとり、血中濃度でマイナスはあり得ないからです。そこでSDを許容範囲ぎりぎりの30とします。

医療用桂枝茯苓丸の有効率は86％と仮定しました。そして効果があるのは、ある血中濃度以上からと考えると、図50の正規分布で86％に相当する網掛け部分（＝面積に相当）になるはずです。

世の中には正規分布表という数表があって、そこから上図のような網掛け部分が86％になるような血中濃度の値を求めると、「M－0.7×SD」以上となります。血中濃度の平均値を100、SDを30と設定しましたから、有効性を示すこのエキス剤の血中濃度は100－0.7×30＝79以上からとなります。

④半量処方の一般用漢方エキス剤の有効率は

桂枝茯苓丸エキスの有効成分の投与量と血中濃度に比例関係の線形性の関係があるとすると、一般用のエキス量は半分ですから平均血中濃度ｍはMの半分、つまりｍ＝50です。半量の場合のSDは小さくなるとして15としますと、半量処方の一般用の血中濃度は50±15の正規分布に従うことになります（図50の点線で示した分布）。有効血中濃度は79以上でしたから、点線分布と網掛け部が重なっている小さな部分が一般用エキス剤で効果を発揮する人たちになります。重複した部分の面積を求めてみます。正規分布表から（79－50）÷15＝1.93SDの平均値50からの面積は0.4732と読み取れ、そこから重複面積が0.5－0.4732＝0.0268と計算できます。つまり半量処方で効果のある人は全体の３％程度でしかないという結果になりました。仮にSDを30と広げた場合には同様の計算で、効果のある人は全体の17％になります。いずれにしても83％以上の多くの人たちは効果を実感できないという結果となります。

⑤まとめ

軽度の病気に対する一般用医薬品の役割は確かなのですが、だからといって有効量に達しない量を飲んでも意味はないと思います。なぜなら効かないのですから。

薬機法（医薬品、医療機器等の品質、有効性及び安全性の確保等に関する法律）の第４条に一般用医薬品は「人体に対する作用が著しくないもの」と定義され、2002年11月の一般用医薬品承認審査合理化等検討会中間報告書の中で、一般用医薬品の役割の一つに「軽度な疾病に伴う症状の改善」が挙げられています。

ここでいう軽度な疾病というのは、例えば風邪の初期症状で発熱、痛み、咳が出た場合になります。そこで利用される一般用薬の解熱鎮痛成分の薬用量は、医療用の少なくとも最低用量になります。医療用の最低用量より少ない量では体重の軽い人でしか効果は出ないでしょう。風邪症状で軽度ではない段階は、感染症を合併して医療用の抗菌剤などが必要になった場合で、その状態のときは医師による診断と医療用治療薬の登場となり、一般用医薬品の範疇外となります。

どうも「軽度な疾病＝少ない薬用量で対応可能」という誤った認識を持っている人が多いように思えてなりません。

３）薬物動態パラメーターのバラツキ[181]

第１章の７）項で触れた内容の中で、アトルバスタチンのジェネリック医薬品の同等性評価で使った標準品（つまり先発医薬品）の薬物動態パラメーターが試験を実施する製薬会社ごとで結構ばらついていたという話をしました。その中で杏林社製の標準薬10mg錠のC_{max}の平均値±標準偏差の値は実は「8.09±11.25ng/mL」と

SDの幅が平均値よりも大きく、グラフを突き抜けていました（図９）。

平均値±１標準偏差の中に全体の約７割近くの人が入ると１）項で書きましたが、この例ですと－3.16～19.3ng/mLの範囲内に約７割の人が含まれていますという意味になります。血中濃度でマイナスの値はあり得ませんから、明らかに何か変だということになります。

これは元々の集団が正規分布ではなく、かなりバラバラな値の集団であったためと考えられます。もう一つの考え方に、集団が対数正規分布をしていたからだというものがあります。

一般に薬物動態パラメーターと呼ばれているものには、対数正規分布になる薬が多いといわれています。対数正規分布は縦軸を頻度、横軸を測定値とすると図51のようなグラフになります。左に偏った形ですが、例えば日本人の年収を考えてみてください。宇宙旅行を計画しているような大金持ちはごく少数派で、多くの人はほどほどの年収に収まるのではないかと思いますが、そのイメージ図でもあります。このようなグラフでは最も人数の多いピークが平均値とはならず、右側の大金持ち側にどうしても偏ります。さらにバラツキ具合を表す標準偏差値も大きめとなるため、下の値はマイナス側に入り込んでしまう場合があります。

杏林製薬社製のアトルバスタチン10mg錠のC_{max}は対数正規分布をしていた可能性が高いと言えます。このような場合は横軸の測定値を対数に変換してみると、左右

図 51　対数正規分布のグラフ

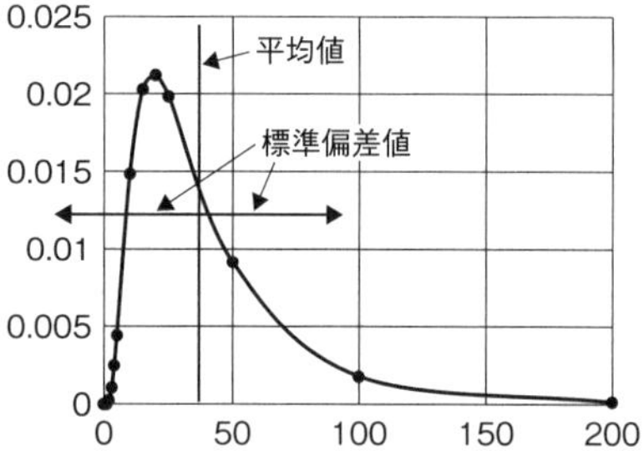

対称の正規分布の形になります。

まとめ

本文では杏林製薬社製のみを取り上げましたが、他社のグラフを見ると標準偏差の大きめの薬が結構ありそうです。

第6章
一般用医薬品の話

一般用医薬品の定義の一部は既に前章でも触れましたが、薬機法によると「効能と効果において人体に対する作用が著しくないものであって、薬剤師その他医薬関係者から提供された情報に基づく需要者の選択により使用されるもの（要指導医薬品を除く）」とあり、その目的は「軽度な疾病に伴う症状の改善、生活習慣病等の疾病に伴う症状発現の予防、生活の質の改善・向上、健康状態の自己検査、健康維持・増進、その他保健衛生（衛生害虫の駆除、殺菌消毒等）」になります。

さらに第一類医薬品から第三類医薬品に分類されており、第一類医薬品は薬剤師による情報提供義務が課せられています。第５章では一部の一般用医薬品は用量が少ないので、その存在自体が無意味ではないかと指摘したつもりでした。

しかしながら、国は公的医療保険財政の逼迫から、軽度な疾病では医療用医薬品を使った保険医療を頼らず、セルフメディケーション[※)]による一般用医薬品（OTC[※※)]医薬品）の利用を推奨しています。ここでは登録販売者[※※※)]用学習会資料を作っている過程で見つけた話題を紹介します。

※）セルフメディケーション：軽度な疾病は薬剤師や登録販売者のアドバイスなどを受けながら一般用医薬品を利用して自分で治療すること。医療保険が利かないので自己負担金は多くなるが、保険財政の圧迫は少しでも軽減できる。

※※）OTC：over the counterの略。カウンター越しにという意味だが、言外に薬の説明をして販売する意味を含む。

※※※）登録販売者：2008年から運用開始された資格職で、比較的リスクの少ない第二類と第三類の一般用医薬品を販売できる。試験は各都道府県単位で実施され、高校卒業程度の学力を持ち、薬剤師の指導下、現場での一定期間の販売実績があれば受験できる。ただし薬剤師のような国家資格ではない。

１）婦人用薬の一般用医薬品[276)]

一般用医薬品の分類の中には婦人用薬があり、「月経および月経周期に伴って起こる諸症状の改善や閉経に伴う更年期症状の改善」が目的となります。代表的な成分は女性ホルモン（エチニルエストラジオール等）、生薬成分（サフラン、センキュウ、ジオウ、トウキ、シャクヤク等）、ビタミン成分（ビタミンＢ類、ビタミンＥ等）、滋養強壮成分（タウリン等）、漢方処方製剤（温経湯、加味逍遙散、桂枝茯苓丸、当帰芍薬散等）があります。また登録販売者が扱えない第１類医薬品として膣カンジダ症用のオキシコナゾール膣錠があります。

今回取り上げるのは、Ｋ製薬さんが発売しているML・ホワイトとML・Ａの同じ商品名で語尾の異なる２製品になります。批判的な見解を含むため商品名は伏せておきます。

①適応症の違い

２剤の添付文書を比較すると表22のようになります。

さらにＫ製薬さんのホームページを見ますと両剤の使い分けは以下のようになります。

（１）ML・ホワイト：生理に伴う諸症状の改善。対象は20～40代の女性。

（２）ML・A　　　：更年期の諸症状の改善。対象は40～50代の女性。

ML・Ａには更年期障害に伴う多くの症状が記載されていますので、更年期の不定愁訴に対応できそうです。ただ産前産後の適応もあるので、若い世代でも利用は可能のようです。

表 22　適応症の違い

ML・ホワイト	ML・A
（ほぼ共通する適応） 月経痛、月経不順、腰痛、頭痛、貧血、冷え性、血の道症、肩こり、めまい、動悸、こしけ **（Aにない適応）** ヒステリー	**（ほぼ共通する適応）** 生理痛、生理不順、（下腹）腰痛、頭痛、貧血、冷え性、血の道症、肩こり、めまい、動悸、帯下 **（ホワイトにない適応）** 更年期障害、更年期神経痛、のぼせ、生理異常、肌荒れ、耳鳴り、にきび、**産前産後**、血圧異常、頭重、下腹（腰）痛

②成分の違い

ML・ホワイトの生薬の構成（表23）をじっくりと見てみますと、当帰芍薬散と桂枝茯苓丸という婦人病の代表的な漢方薬が潜んでいることが分かります（下線部参

表23　成分の違い

ML・ホワイト	ML・A
11種類の生薬のみで構成	**13種類の生薬**、8種類のビタミン剤、1種類のカルシウム剤、2種類のその他の成分
(共通する成分) 当帰（トウキ）、川芎（センキュウ）、芍薬（シャクヤク）、茯苓（ブクリョウ）、蒼朮（ソウジュツ）、桂皮（ケイヒ）、人参（ニンジン）、大黄（ダイオウ）。 **(Aになくホワイトにある成分)** 沢瀉（タクシャ）、牡丹皮（ボタンピ）、桃仁（トウニン）。 ・下線と二重下線＝当帰芍薬散※ ・波線と二重下線＝桂枝茯苓丸 ※当帰芍薬散の朮は白朮が多い。	**(共通する成分)** 当帰（トウキ）、川芎（センキュウ）、芍薬（シャクヤク）、茯苓（ブクリョウ）、蒼朮（ソウジュツ）、桂皮（ケイヒ）、人参（ニンジン）、大黄（ダイオウ）。 **(ホワイトになくAにある成分)** 紅花（コウカ）、鹿子草（カノコソウ）、香附子（コウブシ）、呉茱萸（ゴシュユ）、半夏（ハンゲ）。 ビタミンB_1、B_2、B_6、B_{12}。パントテン酸Ca、葉酸、ビタミンE、ビオチン。 リン酸水素Ca、タウリン、大豆レシチン。

照)。その2種類の漢方薬の合方製剤に人参と大黄が加方されている処方と見なせます。

一方のML・Aの生薬構成は当帰芍薬散には沢瀉が足りず、桂枝茯苓丸には牡丹皮と桃仁が足りない処方でその代わりに5種類の生薬が加わった処方になります。どのような漢方薬処方が隠れているかは私には見えてきませんでした。そして体力消耗時に不足しがちないくつものビタミン類やその他成分が配合されています（タウリンは体内合成可能な成分なのでビタミン類には分類しませんでした）。

③医療用漢方薬との含有量の違い

医療用漢方薬（KR社）の１日分の同一エキス総量で比較すると表24のようになります。

ML・ホワイトのエキス含有量は医療用の約1/3〜1/2未満量となっているのが分かります。果たして効くのでしょうか？

表 24　エキス含有量の比較

エキス剤名	ML・ホワイト	医療用漢方	ホワイト/医療用比
当帰芍薬散エキス	1350mg	5000mg	0.27
桂枝茯苓丸エキス	1000mg	2300mg	0.43

図 52　陰陽虚実の二次元図

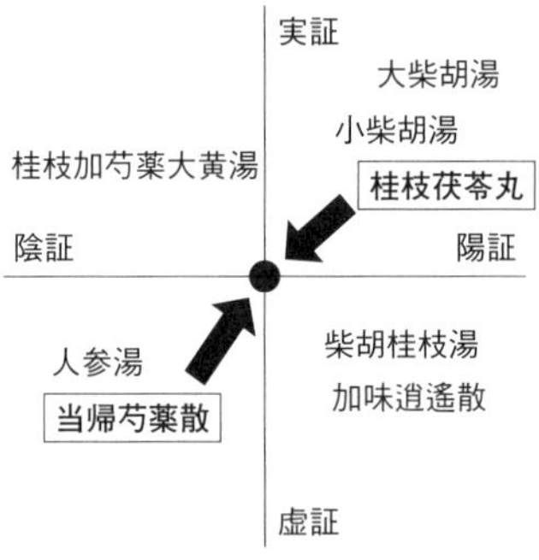

出典元：参考資料31

④漢方医学的な考察から

私の浅い漢方医学的な知識からみますと、ML・ホワイトの当帰芍薬散は太陰病（陰証）で虚証、そして桂枝茯苓丸は少陽病（陽証）で虚実間〜実証の患者さんが適応になるはずで、真逆の患者さん用の薬が合方されていることになります。

漢方薬の治療には方向性があり（図52）、桂枝茯苓丸は左斜め下方向に作用し正常状態の原点●（患者さんの本来あるべき状態）へ、当帰芍薬散は右斜め上方向に作用し原点に向かわせると考えると、今回のML・ホワイトは方向性が相殺されて現時点がどこかも分かりませんが、そこを動けない不思議な処方になります。まれに2つの証を併せ持った患者さんがいるかもしれませんが、不特定多数の利用者対象のOTC医薬品の処方として妥当な処方なのか疑問が残ります。おまけにエキス含有量も少ないときています。

一方のML・Aは婦人病に効きそうな生薬を体系付けもなくいくつかピックアップして配合し（かつ、ホワイトと共通する生薬の1日エキス量はホワイトを超えません）、さらに消耗性疾患には有効そうなビタミン類を配合した、いかにもとってつけたような印象のある医薬品です。いずれの医薬品も臨床効果のエビデンスはないでしょうから「経験的に良かった」、「悪くはならなかった」、「飲んでいるうちに飲まなくなったら逆に悪くなるんじゃないか」という感じで飲み続けられているのではないでしょうか。

⑤まとめ

この話を聞いた実際にこの薬を飲んでいた女性職員さんは、自分には効いた実感がなかったとか、実際に販売した経験のある薬剤師さんは効かないという利用者さんが多くて、結局店舗に置くのをやめたという話を聞きました。国が医療費抑制政策の一環で推進するセルフメディケーションですが、このような医薬品のラインアップで本当に大丈夫なのでしょうか？

2）効果のある一般用医薬品もある[306、317]

医療用と比べると１日用量が少ない印象のある一般用医薬品ですが、さらに追い打ちをかけますが、壮年性脱毛症、円形脱毛症などに効果があるとされているカルプロニウムの一般用医薬品があります。その「…X」といかにも意味深な名称が付けられた濃い濃度製品のカルプロニウム外用薬の濃度は２％です。医療用医薬品のカルプロニウム外用薬の濃度は５％で、効能は同じです。私の知人の話ではこの５％濃度でも効果はなかったと言います。脱毛症は個人差が大きいとは思いますが、それにしても濃い濃度の一般用医薬品でさえ医療用の半分未満なのですから、本当に効果のある人は何％いるのだろうかという世界になってしまいます。

しかし一般用医薬品の中でも、各領域の初期症状の改善であれば効果のありそうな薬はたくさんあります。つまり医療用医薬品の１日量と同量、もしくは最少治療量を設定している一般用医薬品がそれになります。風邪薬、抗アレルギー薬、うがい薬など枚挙にいとまはありません（と一般用医薬品の弁護もしておきます）。

今回は虫よけスプレーの一般用医薬品を取り上げます。一般用医薬品の公衆衛生用薬の殺虫剤・忌避剤に分類される第二類医薬品で、主成分がディートと呼ばれる忌避薬になります（池田模範堂やアース製薬から販売）。医療用医薬品にはない成分ですが、30％製品、12％製品、10％未満製品があります。この中で10％未満製品は防除用医薬部外品扱いとなり、10％を超える濃度製品が第二類医薬品扱いになります。これらの濃度の違いのラインアップを見たとき、低濃度品は効果のないまがい物ではないかと思ったものです（私も山歩きの際にお世話になっているのであまりきつい評価はしたくはないのですが）。

①ディートの作用機序

登録販売者用テキストを見ても詳細は分かりませんでした。単に「ディートのにおいを虫が嫌がるため」とされています。いくつか調べると、主に炭酸ガスに寄ってくる虫が忌避効果の対象となるため、ディートが炭酸ガスを感知する虫の嗅覚を麻痺させるためという説がありました。もしこの説が事実ならば、薬を噴霧された人を避けるのではなく、感覚が麻痺しているので積極的には近づいてこないという話になります。虫がたまたま休憩のため人に止まったとき、血のにおいを感じ取りラッキーと思った吸血虫が吸血作業を開始するかもしれません。虫よけスプレーをしていてもたまに虫に刺されるのは、このような偶然的な着地が原因かもしれません。

②ディートの効果持続時間は濃度依存性

ディートの効果持続時間、つまり忌避効果は濃度依存的であるという報告もあり、それによると、

５％溶液：90分、 10％溶液：２時間、 30％溶液：８時間、 100％溶液：10時間

となり、ディートはある程度低濃度であっても虫への忌避効果があるということになります。今回学習会の対象とした製品の会社説明によると、12％製品の効果持続時間は約６時間、30％製品の効果持続時間は５～８時間でしたので、先ほどの報告ともほぼ一致しているようです。ただ濃度を高くしても持続時間はそれほど延びず、副作用だけが増すという結果になりそうです。

③まとめ

ディートの場合は濃度が薄いからといって忌避効果がなくなるわけではなく、濃度は効果持続時間と相関することが分かりました。これは一般の薬と違い、忌避剤や殺虫剤が人対薬の二者間関係ではなく、人対薬対虫との三者間関係にあることにも理由があると思われました。この関係は虫を細菌、真菌、ウイルスまたはがん細胞と置き換えたときの抗生物質や抗ウイルス薬、抗がん剤にも通じる関係になります。

われわれは薬の効果や副作用を考えるときには、第三

者を介した機序なのかも考慮する必要がありそうです。

３）ビタミンB_1、B_6、B_{12}主薬製剤[330)]

一般用医薬品の中で「滋養強壮保健薬」に分類される薬でビタミン剤がありますが、どのビタミンが中心的役割（以下、主薬とします）を担うかによって１日用量が厚生労働省によって決められています。また主薬の役割を補佐的にサポートするビタミン類（以下、補佐薬とします）の１日用量も決められています（表25は薬生発0530第４号；令和元年５月30日より抜粋）。

今回紹介するビタミンB_1、B_6、B_{12}主薬製剤はこの３つのビタミンが主薬となり上記表の主薬としての１日量の上限量が入っている第３類医薬品です。補佐薬としてパントテン酸カルシウム、トコフェロール、ガンマオリザノールが配合されています。適応症は添付文書から次のようになっています。

（１）次の諸症状の緩和：筋肉痛・関節痛（腰痛、肩こり、五十肩等)、神経痛、手足のしびれ、眼精疲労
（２）次の場合のビタミンB_1、B_6、B_{12}の補給：肉体疲労時、病中病後の体力低下時、妊娠・授乳期

また１カ月をめどにして効果がないなら医師、薬剤師、登録販売者に相談するようにとあります。

さてこの成分の商品は私の知る限りでは３種類あります。１つは某有名ブランドのAEXプラス、あまり聞かないメーカーさんのSPAEXとRSJVです。

RSJVは通信販売中心の医薬品として、最近よくテレ

表 25　ビタミンの１日量

成分名	主薬としての１日量	補佐薬としての1日量
フルスルチアミン（B_1）	5～100mg	1～25mg
リボフラビン（B_2）	2～30mg	2～12mg
ピリドキシン塩酸塩（B_6）	10～100mg	5～50mg
シアノコバラミン（B_{12}）	60～1500μg	1～60μg
パントテン酸カルシウム		5～30mg
トコフェロールコハク酸エステル（E）	100～300mg	10～100mg
ガンマオリザノール		5～10mg

ビのCMや新聞広告にも登場しています。先日も新聞広告に掲載されていたので、その紹介文を抜粋してみると以下のようでした。

「噂の開発者（T常備薬グループ商品開発事業部部長S）が語る‼ 65歳以上の３人に１人が悩むひざ・腰・肩の痛みに着目！ そのツライ痛みに！両親への思いから生まれた医薬品。『痛み⇒痛みをかばい運動不足⇒筋力低下⇒痛みが悪化』という痛みの悪循環を断つ！ 筋肉や神経組織に栄養を補給（フルスルチアミン、パントテン酸カルシウム）、血液の循環を促し痛みを緩和（トコフェロール）、自律神経や末梢神経等の働きを助け痛みを緩和（ピリドキシン、シアノコバラミン、ガンマオリザノール）。４つの成分が国内承認基準の最大量配合、良心的価格へのこだわり１日67円で健やかな毎日」

最初に出てくるTは配置薬業でも有名な県名で、この販売会社自体はＴ県の所在ですが、実際に製造している会社はＮ県の会社でした。Ｔ県にも大中小含めて製薬会社があるにもかかわらずなぜＮ県なのか不思議でしたが、そういう契約上の裏事情もあるでしょう。私が問題視したのは宣伝文句です。「医薬品、医療機器等の品質、有効性及び安全性の確保等に関する法律（旧薬事法）」という実に長ったらしい名前に最近変わった法律（略して薬機法と言っています）があるのですが、その第66条の第１項に誇大広告に関する禁止事項があり「何人も、医薬品、医薬部外品、化粧品、医療機器又は再生医療等製品の名称、製造方法、効能、効果又は性能に関して、明示的であると暗示的であるとを問わず、虚偽又は誇大な記事を広告し、記述し、又は流布してはならない」とあります。さらにその第２項には「医師その他の者がこれを保証したものと誤解されるおそれがある記事を広告し、記述し、又は流布することは、前項に該当するものとする」ともあります。医薬品の場合、人の健康への安全性問題もあるため「売れるためには何でもやっても良い」という発想はNGということです。この宣伝文句はギリギリセーフなのかアウトなのか？　今のところ厚労省が指摘していないのでセーフなのでしょうが……。

ビタミン剤による痛みやしびれの改善はあくまでもビタミン不足に伴うもので、それもかなりのビタミン不足状態が予測されますが、高齢者では関節部の老朽化に伴う痛みやしびれが多いはずで、それらにビタミンをいくら投与しても効果は期待できないと思うのですが……。

それらのビタミン不足に伴う痛みへの効果をうたうのならまだしも、真っ先に「ひざ、腰、肩の痛みに」に目を奪われてしまう書き方はどうかと思います。またＳ氏が初めて開発されたように書かれていて、それも「噂」のときては、もう眉唾ものと思ってしまいます。私が知る限り、同じ成分配合薬が３製品ありますから、最初に世の中に登場したのがRSJVで、今、後発薬が出てきたので派手に宣伝を展開しているのかもしれません（どちらが先発薬かは確認していません）。

最後に価格設定についてですが、近所のドラッグストアで調べたところ（2020年９月時点）、包装数が異なるので１錠単位の税込み価格で見てみますと、

AEXプラス＝34.7円　SPEX＝14.8円（ブランド品より安いのが売り文句）

RSJV＝31.9円（初回限定）⇒２カ月目から54.4円

という計算になりました。RSJVは通販タイプのため店舗には置いてなく、送料込みの価格にしましたが、決して良心的な価格とはいえないようでした。

まとめ

近くのドラッグストア等に行けないような方々にとってみれば、結果的に割高になりますが通販タイプの薬も有用だと思われますが、あくまでもビタミン不足に伴う痛みやしびれに利用されるべき薬ですから、１カ月利用しても体調に変化が見られないようなら、別の要因を考えるべきで、漫然と使うべき薬ではないでしょう。だら

だらと続けてメーカーさんを喜ばせるだけの薬の類いではないでしょうか。

それだけ高齢になるほど膝、腰、肩関節由来のしびれや痛みが多くなるという証拠なのかもしれませんが、原因が多様なだけに、治療も多岐にわたります。ビタミン医薬品は副作用も少ないという利点がある代わりに効果もいまひとつという点はしっかりと薬剤師としては受け止めて、医療用薬の痛み止め、しびれ止めや、整骨も含めたリハビリ療法、仙腸骨関節障害へのブロック注射[254、269]などさまざまな選択肢があることを忘れてはいけないでしょう。

4）ガンマオリザノールとフェルラ酸[312]

前項で滋養強壮保健薬としてガンマオリザノールをさりげなく掲載しましたが、実は医療用として先発薬名ハイゼット®錠/細粒として利用されています。かつては医療用として結構な処方数を誇っていましたが、今では一部の医療機関でのみ利用されているようです。一般用医薬品の補佐薬的な配合薬の一つとして利用される機会の方が多い印象があります。

①ガンマオリザノールの適応症の変遷

かつて私が勤務していた大学病院の医薬品集３版分と現在の添付文書から経年順に適応症を見てみます。

１．1983年版

更年期障害、頭部外傷後遺症・起立性調節障害の自律

神経失調に起因する諸症状（１日10～300mg、分３）

２．1989年版

①高脂血症（１日300mg、分３）、②頭部・頸部損傷に伴う次の諸症状の改善（めまい、頭痛、頭重、四肢のしびれ感、易疲労感、頸部・腰・背・肩甲部の緊張感及び疼痛（１日150～300mg、分３）、③更年期障害、咽喉頭部・食道神経症、過敏性大腸症候群に伴う胃腸症状（１日10～50mg）

３．1992年版

①高脂血症（１日300mg、分３）、②頭部外傷後遺症に伴うめまい、頭痛、頭重、四肢のしびれ感、易疲労感（１日10～50mg⇒この用量は誤記と思われます）、③更年期障害、咽喉頭部・食道神経症、過敏性大腸症候群に伴う胃腸症状（１日10～50mg）

４．2020年添付文書

①高脂質血症（１日300mg分３）、②心身症（更年期障害、過敏性腸症候群）における身体症候並びに不安・緊張・抑うつ（１日10～50mg）

1989年版では適応症に高脂質血症が加わり、現在も継続していますが、脂質異常症診療ガイドではエビデンス紹介がなく、名前すら出ていません。1992年版では頭部外傷後遺症に変更されています。余談ですが1980年代後半から1990年代前半は脳梗塞後遺症の諸症状改善に効果があるとされたアバン®、カラン®、モキシール®など数多くの薬の全盛期でした。しかし、数年後には再評価で効果なしと判断されて医療の世界から消えてしまいました。このニセ薬の大量供給・大量消費とも言える方法で荒稼ぎされた医療費は、製薬会社と医療機関の懐に消え、国をはじめ誰も責任を取らなかったのでした。医療用医薬品の中にも納得のいかないおかしな薬があるという実例になります。

②ガンマオリザノールの作用機序

１．高脂質血症関連

コレステロールの消化管吸収抑制が主作用。コレステロール合成阻害作用や血清過酸化脂質低下作用も報告されている。

２．自律神経関連

間脳視床下部および大脳辺縁系を賦活し、自律神経失調に基づく血行障害を改善する。

☛登録販売者用テキストでは、一般用医薬品の滋養強壮保健薬のその他の成分に分類され、抗酸化作用がありビタミンＥと組み合わせて利用され、内分泌および自律神経系の乱れを改善するとあります。ガンマオリザノールとビタミンＥの配合剤は1980年当時、医療用医薬品オバスモン錠®（山之内）があり、１日量はガンマオリザノールとして32～48mgで、各種原因による末梢血行障害の適応がありました。現在、医療用医薬品はなくOTC医薬品として下りてきた際に用量が1/3量未満（10mg）になり適応は末梢血行障害による症状緩和、更年期における症状の緩和、月経不順となっています。医療用の1/3未満の量で効果があるのか？当初の命題に行き着きます。

③ガンマオリザノールの特徴とは

1．構造

米油、米胚芽油から見いだされた物質で、図53のようにフェノール骨格を持つ酸（左側）と炭素が実は30個もあるアルコール（右側）とのエステル化合物になっています（分子量は603）。

2．体内動態

ゆっくりと吸収されT_{max}は約12時間、半減期の資料はありませんがT_{max}以上の時間をかけてゆっくりと血中濃度が下がります。投与量（mg）とC_{max}（ng/mL）には頭打ち型非線形性が認められました（図54）。頭打ち型薬は血漿タンパク質（主にアルブミン）との結合が飽和状態に達し、増量により遊離型が増加し各組織へすぐに吸収されてしまうため、投与量に応じた血中濃度増加を示さないとされています。本剤の血漿タンパク質結合率は該当資料なしとなっていましたが、恐らくアルブミンとも結合力が強く血中に長くとどまる要因になっていると思われます（本剤は脂肪酸ではありませんが、C_{30}とかなり脂溶性が高く脂肪酸と同様の性質を持っていると

図 53　ガンマオリザノール

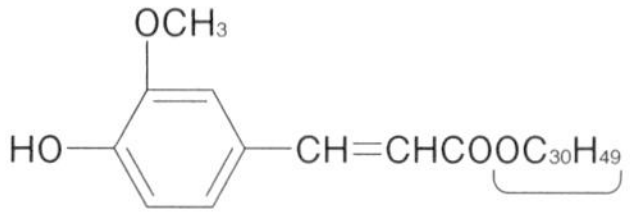

図 54　ガンマオリザノールの投与量対C_{max}

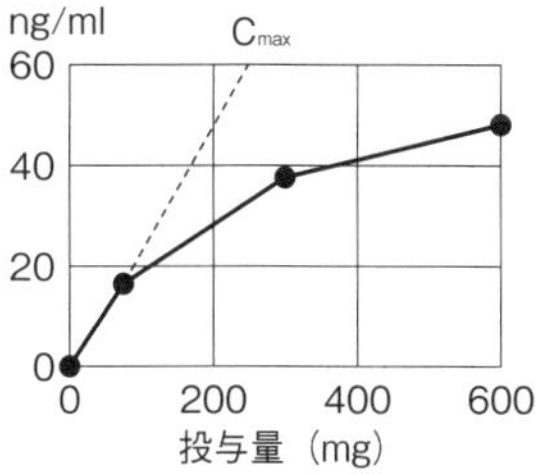

図 55　フェルラ酸

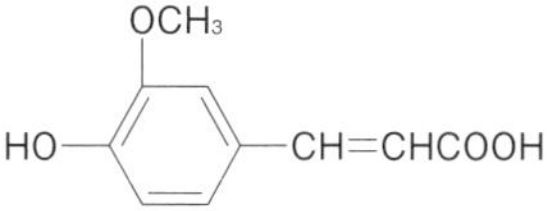

考えられます。例えば持効型インスリン注射製剤のレベミル®やトレシーバ®は、脂肪酸を付加させアルブミンと結合させることで持続性を保たせる製剤です）。代謝、排泄に関しては未変化体として尿中に排泄されず、主代謝物であるフェルラ酸（図55）として排泄されます。ガンマオリザノール（図53）のちょうどC_{30}のアルコール部分が外れた部分になります。どの組織で加水分解を受けるかの記載はありませんでしたが、mgオーダーの投与で血中濃度はngオーダーですから吸収過程でかなり加水分解を受け、血中ではフェルラ酸濃度が高くなっている可能性があります。残念ながらフェルラ酸の血中濃度の記載はありませんでしたが、むしろフェルラ酸が中枢に移行して作用（②作用機序の２）するのではないかと思ってしまいました。

④まとめ；フェルラ酸とは

　前置きが長くなりましたが、昔の薬の位置付けでありOTC薬の一構成成分になったガンマオリザノールに私の興味はなく、実は代謝産物であるフェルラ酸に注目したわけです。以前、薬局の学習会で認知症を取り上げた際に、コウノメソッド（参考資料25）に触れたのですが、そこで推奨されていたのが医療機関専用の脳活性化健康食品でフェルラ酸とハーブの一種ガーデンアンゼリカの配合食品のフェルガード®（規格違いあり）でした。認知症の中核症状改善効果があるとされアルツハイマー型ではアリセプト®と併用、レビー小体型ではイクセロン/リバスタッチ®と併用、ピック病では適当な治療薬がないのでフェルガード®単独使用が推奨されていたのです。フェルラ酸の１日服用量は200mgで、ガンマオリザノール１日300mgならばフェルラ酸約100mg相当量を含みます。健康食品の含有量より少ないですが、今でも細々ながら医療用として利用されているガンマオリザノールの効果の背景には知られざる中核症状改善作用もあるからではないかと思ったわけです。

５）グルコン酸カルシウムと一般用医薬品[298]

私が一般用医薬品をパスカラニュースに取り上げるときは、大抵批判的な内容になってしまう傾向があるのですが、今回もそうなってしまいました。ある薬局さんに置いてあるARG錠®（商品名は伏せます）について学習会をする際に気が付いた内容です。

①ARG錠®とは

第２類医薬品で、効能効果は皮膚のかゆみ、湿疹、蕁麻疹、皮膚炎、かぶれ、ならびに鼻炎となっています。抗ヒスタミン剤と何かの配合薬であろうと想像できますが、次の４つの成分が入っています。

クロルフェニラミンマレイン酸塩、ピリドキシン塩酸塩（VitB$_6$)、グリチルリチン酸カリウム、グルコン酸カルシウム水和物

想像通り、いわゆる第一世代の抗ヒスタミン剤クロルフェニラミンを中心とした配合薬でしたが、添付文書の「はたらき」の項目を見ますと、グルコン酸カルシウムには「じんましん、湿疹の症状をしずめます」とありました。

グルコン酸カルシウムに抗アレルギー作用があったか？と、早速、医療用の相当薬「カルチコール末®」の添付文書を見てみましたが、効能効果には「低カルシウム血症に起因する下記症候の改善；テタニー，テタニー関連症状。小児脂肪便におけるカルシウム補給」とあり、抗アレルギー作用を推測させる適応はありませんでした。では、このOTC薬は何を根拠にしてグルコン酸カルシウムに抗アレルギー作用があるとしているのでしょうか？

②グルコン酸カルシウムとは

ブドウ糖を酸化開環した物質がグルコン酸で、そのカルシウム塩となります（図56)。薬効分類はカルシウム補給剤で、構造から見ても薬理作用を発揮するとしたらカルシウムになるでしょう。いくつか手元にある資料で

図 56　グルコン酸カルシウム

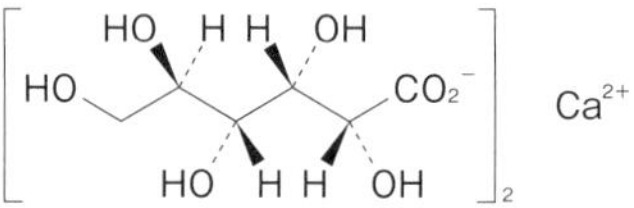

薬効を見てみました。

1．登録販売者用テキスト

手元に４冊のテキストがあるのですが、どれを見ても**カルシウム成分**として紹介されており、抗アレルギー作用には触れていませんでした。

2．優秀処方とその解説（安藤鶴太郎著、1980年版）

この本は私が富山医科薬科大学附属病院薬剤部に入職した1980年、薬剤師１年生のときに購入した本で、薬と病気の関係を知りたくて夢中になって読んでいました。当時の私にとってバイブル的存在でしたが、あれから40年、断捨離計画に入ることもなく、今も本棚の片隅に残っていたその本を開いてみました。そこにはグルコン酸カルシウム自体の記載はありませんでしたが、アスパラCA®（アスパラギン酸カルシウム）がカルシム剤として紹介され、その中でCa^{2+}の作用が５つ書いてあり、その一つに「抗アレルギー作用・消炎作用がある」とありました。詳細については触れられておらず、じんましん等に利用されていたかどうかも書いてありませんでしたが、少なくとも40年前はカルシウムに抗アレルギー作用があるという認識があったことになります。

3．富山医科薬科大学附属病院医薬品集

私が入職した1980年４月は大学病院が開院して半年が経過したばかりで、当時渡された医薬品集はいわゆる採用薬リスト集で、薬効別に商品名、一般名、製薬会社名が記載されている程度の簡素なものでした。1983年に適応、用法用量、簡単な機序や副作用を付記した厚みのある医薬品集を薬剤部で作成しました。これもまた断捨離計画を免れて手元にあり、1992年版も併せてグルコン酸カルシウム（カルチコール®）の適応症を抜き出してみました（表26）。

1983年版医薬品集を見ますと、今の適応症にはない「じん麻疹などのアレルギー状態」があります。その他のカルシウム製剤を見ても、乳酸カルシウム末には「湿疹、じん麻疹、喘息などのアレルギー体質」、塩化カルシウム注射には「じん麻疹、薬疹、湿疹、掻痒症など」の記載がありました。次に1992年版医薬品集を見てください。するとアレルギー関連の項目が見事に？削除されていました。他の２製剤も同様にアレルギー関連の項目が削除されていました。1983年～1992年の９年間のどこかで医薬品の再評価が行われ、臨床的には有意な効果がないことが判明し、効能・効果から削除されたと考えるのが妥当でしょう。このように医療用医薬品は再評価制度によってかつてあった適応症がなくなったり、発売中止に追い込まれる場合があります。逆に別の適応症が新たに追加になる薬もあります。

表 26　富山医科薬科大学附属病院医薬品集

1983年版	テタニー、痙れん、小児脂肪便、低Ca血症、血清病、枯草熱、**じん麻疹などのアレルギー状態**のCa補給
1992年版	テタニー・テタニー関連症状、小児脂肪便におけるCa補給

③まとめ：一般用医薬品の品位

ARG錠®の成人1日量は9錠で、その中にグルコン酸カルシウム水和物は1350mg（1.35g）含まれています。医療用カルチコール末の1日量は水和物として1～5gで、一般用薬は医療用薬の最低量1gに近い用量になっており、医薬品としては妥当な量と考えられます。結論としては、以下のようになるでしょうか。

「医療用薬の用量範囲で少ない用量の一般用薬が、医療用薬では少なくとも30年近く前に削除された抗アレルギー効果の効能を今でもうたっている」

そこで個人的な感想ですが、医療用薬の常用量では臨床効果がないと判断された抗アレルギー効果を一般用医薬品ではあるかのように利用するのは詐欺行為に近いのではないでしょうか？

1980年には発売されていた武田薬品の消炎酵素剤ダーゼン錠®（セラチオペプチダーゼ）は風邪薬の一般用薬にも配合され販売されていましたが、平成23年（2011年）にプラセボとの比較試験で有意差を示すことができず販売中止となり（パスカラニュース77号）、その後、同成分を含む一般用風邪薬も市場から消えてしまいました。ここでも、４）項で言及した、いわばニセ薬を長年にわたり販売していた行為はなぜか詐欺罪にも問われていません。当時の臨床研究結果の判定レベルが低く、国も認可せざるを得なかった状況だったのかもしれません。後年、判定レベルも向上した時点でニセ薬みたいだと分かっても科学の発展が当時は未熟だったとして罪には問われないのでしょう。

医療用で効果が確認されないことが分かった以上、同じ成分を配合した一般用薬もそれに沿った対応や表現にすべきで、常用量で効果が証明されなかった「はたらき」をいつまでも標榜し続けるのは一般用医薬品の品位を落とす行為だと思います。

なお、ARG錠®に限らず、他のグルコン酸カルシウムを含む抗アレルギー効果を標榜するいくつかの一般用薬でも同様の説明がされています。

第７章
漢方薬

漢方は紀元１世紀前後の漢、その後の随や唐の時代に中国から日本に伝えられた中国医学で、その後、日本では日本の医学として独自に発展してきました。

中国でもそのまま発展し現在では中医学と呼ばれています。日本では江戸時代後期に西洋医学が入ってきて、日本の医学と区別するために西洋の医学を蘭方、日本の医学を漢方と呼び分けました。明治時代に西洋文化の推奨とともに漢方医学も衰退しかけましたが、綿々と継続され、私が初めて入職した富山医科薬科大学附属病院では寺澤教授をヘッドにした和漢診療部が日本では初の漢方による保険診療を開始しました。今では何気なく使っている和漢診療学という言葉は当時の寺澤先生による造語だったそうです（寺澤捷年著「和漢診療学 あたらしい漢方」より）。

私自身は職歴の経緯から、和漢診療や漢方の知識に関連しては寺澤教授の影響を大なり小なり受けているため、彼の示す概念に沿った解説しかできませんが、パスカラニュースでもいくつか話題に触れています（既に第５章１）項 図52で陰陽と虚実の二次元図を示しました）。

１）漢方薬は急性疾患にも慢性疾患にも使用される[142)]

漢方薬は一般に慢性疾患用と解釈されがちですが、実は急性疾患の風邪症候群やインフルエンザにも応用されています。慢性疾患への利用では大体４週間ほど投与して効果を判定するとされていますが、少なくとも処方した漢方薬の効果の徴候は２週間ほどで出てくるとも言われています。今回は漢方薬の中で「桂枝加○○湯」についての記事を紹介します。

様々な漢方処方があるのですが、桂枝を頭に付けた桂枝加○○湯の処方が意外に多いのに大学病院勤務当初に驚いて興味を持ったのが発端の話題になります。

①桂枝湯とは

まずベースとなる桂枝湯ですが、エキス剤の適応症を見ますと「体力が衰えたときの風邪の初期」に用いるとありますので、これは急性疾患用になります。では誰にでも使ってよいのかと言うとそうではなく、その人の体質や症状によって使い分けます。その体質や症状を総称して漢方では「証《ショウ》」と呼び、証は治療薬をも意味しています。この人は葛根湯証だと判定されれば、その人の治療薬は葛根湯になるわけです。

他の風邪の初期症状で利用される代表的な漢方薬には、葛根湯やインフルエンザの初期にも使用される麻黄湯があります。これら３種類の漢方薬のどこが違うかというと、まず発汗作用の強さが挙げられます。一般に麻黄湯＞葛根湯＞桂枝湯の順で発汗作用が強いとされています。

風邪の初期では、これらの漢方薬のいずれかを温服して布団をかぶってひたすら寝ていれば、やがてどっと汗をかいて熱も下がり体もすっきりとなる……というわけです。

漢方では風邪になる原因を風邪《フウジャ》とか寒邪《カンジャ》と呼んでいま

す。風邪はウイルスとか細菌とか目に見えない病気の原因とでも考えましょう。寒邪は寒さや冷気と考えればよいでしょう。風邪、寒邪その他病気の原因を総称して病《ビョウ》邪《ジャ》とも呼びます。その病邪の勢いを示す言葉に「邪気《ジャキ》」があります。

体は体表面が外気と接していますから、体表面が外から侵入してくる病邪への最初の防御部位になります。漢方では体表面を「表《ヒョウ》」と呼んでいます。そして表では体の中から発生してくる「気《キ》」と「血《ケツ》」が循環しており、病邪の体内への侵入を防いでくれています。

ちなみに「気」とは体の機能を維持するための目に見えないエネルギーであり、「血」とは体を栄養し滋潤する赤色の液体です。

人間には個人差があります。体の丈夫な人もいれば弱い人もいます。風邪を引きにくい人は表の気血の巡りが十分にある人になります。表が充実しているという意味で「表実《ヒョウジツ》」と呼ばれます。一方、風邪を引きやすい人は表の気血の巡りが十分でないため、たやすく病邪の侵入を許してしまう人になります。表が充実していないという意味で「表虚《ヒョウキョ》」と呼ばれます。また、表には体内と外界をつなぐ「腠理《ソウリ》」と呼ばれる穴が開いています。表を巡る気血の力が強いと腠理の開閉はしっかりと調整されますが、気血の力が弱いと締まりが悪くなります。表虚証の人が風邪にかかったときは腠理の締まりが悪いので、体内の水分が少しずつ漏れるような状況になります。これを漢方では「自汗《ジカン》」と呼んでいます。しっとり汗ばむ

図 57　表実と表虚の概念図

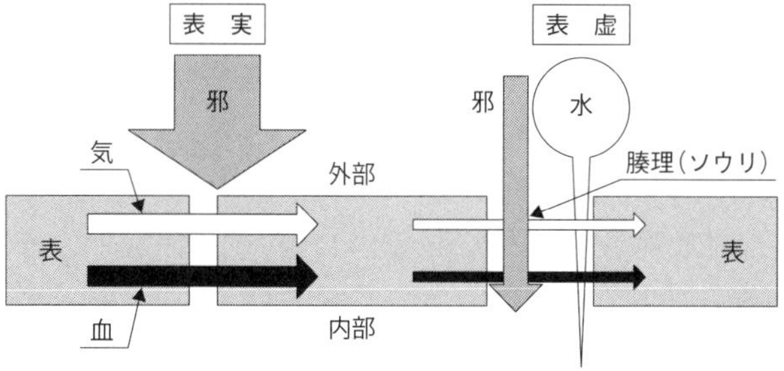

出典元：参考資料31を改変

状態とも表現されます。

図57左の「表実」は表の気血の力が強く、腠理がしっかり締まり自汗がない状態で、また病邪も勢いが強くないと風邪症状を引き起こせない状態を示しています。図57右の表虚では表の気血の力が弱く、腠理の締まりも悪くなり自汗が生じている状態で、病邪の勢いが、さほど強くなくても体内に病邪が侵入できる状態を示します。

病邪の勢いに差はありますが、表実の人でも表虚の人でも表付近の内外で病邪と体内の気血が戦っている状態が風邪の初期症状になるわけです。

このような風邪の初期症状（発熱、悪寒、筋肉痛等）の治療の基本は、表付近に存在している病邪を追い払うことです。発散させるとも言いますが、具体的には「発汗」によって表の付近にいる病邪を追い払います。そこで登場するのが発汗作用を持つ麻黄湯、葛根湯、桂枝湯になります。先に発汗作用の強い薬順に並べましたが、使い分けの基準は、まず自汗があるかないかになります。つまり、表実なのか表虚なのかを見極めることになります。そして、表実なら麻黄湯や葛根湯、表虚ならば桂枝湯を選択するのが昔からの方法です。

さて、表虚の状態では既に自汗と称してだらだらと汗が出ています。その状態のときに強い発汗作用を持つ漢方薬を投与すると余計に体力を消耗して良くありません。そこで弱い発汗作用を持つ桂枝湯が選択されます。また、表虚の場合はだらだらと漏れ出た分の水分を補給したり、表自体を保護する必要もあります。桂枝湯に含まれる芍薬は表の気血の巡りを改善する作用もあり、また含まれる大棗や甘草には消化機能を補い、気を益し、ひいては水分の生成を促す効果があります。桂枝湯には自汗で水分が漏れているという状況下でも、弱い発汗作用を発揮しながら風邪の初期症状を治す働きがあるということになります。

桂枝湯は高齢者や虚弱な人の風邪用の漢方薬と言えそうですが、私が知る範囲ですが風邪への漢方エキス剤の利用では、ほとんどが葛根湯エキスを選択しており、桂枝湯エキスの利用はかなりまれであるように思います。「発汗作用の弱さ≒効きが悪い」という印象になっているのでしょうか？

ベースとなる桂枝湯の話題が長くなりましたが、次に桂枝加○○湯の紹介に移ります。ちなみに桂枝湯の構成生薬は桂皮、芍薬、大棗、甘草、生姜の５種類になります。

☛湯の名前には桂枝とあるにもかかわらず構成生薬では桂皮が使われています。桂枝はニッケイという樹木の枝、桂皮はその樹皮です。日本では桂皮が保険適用となっているため、漢方薬の名称に桂枝が付いていても桂皮が用いられます。私費診療であれば桂枝もありということです。

②桂枝加葛根湯

桂枝湯の構成生薬に葛根という生薬を１種類加えた漢方薬になります。ベースが桂枝湯になりますから、発汗作用は弱く、自汗のある人で後背部に筋緊張のある症状を持つ人が対象になります。

葛根を含む葛根湯は発汗作用が強いのですが、葛根単独では発汗作用がなく、鎮痙して後背のこわばりや痙攣を治す作用があります。エキス剤の適応症には「身体虚弱な者の風邪の初期で、肩こりや頭痛のある者」とあります。

③桂枝加厚朴杏仁湯

桂枝湯の構成生薬に厚朴と杏仁の２種類を加えた漢方薬になります。ベースは桂枝湯で自汗のある人が対象で、咳が強いときに利用されます。厚朴はホオノキの樹皮で鎮咳作用があり、杏仁はアンズの種子で鎮咳去痰作用があります。エキス剤の適応症には「身体虚弱なものの咳」とあります。

ここまでが急性疾患の話になりますが、次からは慢性疾患の話になります。

④桂枝加竜骨牡蛎湯

桂枝湯の構成生薬に竜骨と牡蛎の２種類が加わった漢方薬にはなっていますが、この漢方薬を使うときは、もはや桂枝湯の証ではありません。病邪が表からさらに奥に侵入した病態になっているのです。そこは「半表半《ハンピョウハン》裏《リ》」といって、表と裏の中間領域、現代医学でいうと横隔膜に隣接する組織（胃、肝、脾、肺、心臓、肋膜、咽喉、下気道等）に相当すると考えます。適応症も「体質の虚弱な人で疲れやすく、興奮しやすいものの次の諸症：神経質、不眠症、小児夜泣き、小児夜尿症、眼精疲労（これらは漢方概念の腎、心、脾の臓器異常の症状になります）」とこれまでとまるで違っています。

⑤桂枝加芍薬湯

桂枝湯の構成生薬の一つ芍薬が増量になった漢方薬なので、風邪の初期症状に筋痙攣の症状が強く出たのかと推測したくなりますが、これも病邪の位置が異なり、今度は「裏《リ》」に達しています。裏とは小腸、大腸、泌尿器や生殖器等と考えてよいでしょう。これまでの漢方薬は冷えを伴わない「陽証《ヨウショウ》」と呼ばれる分類でしたが、この漢方薬は冷えを伴う「陰証《インショウ》」と呼ばれる分類になります。適応症は「腹部膨満感のある次の諸症：しぶり腹、腹痛」とやはりこれまでとまるで違っています。

⑥まとめ

ここまで紹介した以外にも桂枝加○○湯がありますが、同じような名前の漢方薬でも対象になる病状が全く異なる場合もあるということをとりあえずご理解いただければと思います。

２）漢方薬の併用療法[171]

ある薬局さんを訪問したときの話になります。２種類の漢方薬が併用された際に、なかなか患者さんの理解が得られなかった例があったと言います。次の②の処方例２だったのですが、１つの漢方薬の１日量が３分の２や３分の１になっているので漢方薬が効かないのではないかという患者さんの不信感につながるというのです。このような場合はどのように説明をすれば患者さんは納得してくれるのでしょうか？　ここでは２種類の漢方薬をＡ漢方薬とＢ漢方薬として一般論で解説してみます。

①Ａ漢方薬とＢ漢方薬を同時に投与する例

Ａ漢方薬　　7.5g
Ｂ漢方薬　　7.5g　１日３回　毎食前

同時に投与する方法は漢方医学的には合方《ゴウホウ》といいます。漢方では独特の診断法が用いられ、その結果導き出された患者さんの診断結果を証《ショウ》と呼んでいます。そして前項でも紹介しましたが証は治療法をも示しており、例えば八味地黄丸の証といえば、治療薬の中に漢方医学の診断概念も含まれているわけです。証もいくつかに大別されますが、陰陽、虚実、五臓などの概念を総合した六病《ロクビョウ》位《イ》と呼ばれる分類法があります。病気を６つの大きな種類（病位）に分ける方法です（参考資料31）。

患者さんの中には、２つ以上の証が混在している場合が多くありますので、そのような場合は２種類以上の漢方薬が併用されます。漢方薬が合方される場合は、証が似通っている場合が多いようです。つまり病位が同じ分類になる症状といえるでしょうか。

②A漢方薬とB漢方薬の服用時間をずらして投与する例

処方例１：食前と食後に分けて同量を投与する。

A漢方薬	7.5g	１日３回	毎食前
B漢方薬	7.5g	１日３回	毎食後

時間をずらして投与する目的は、それぞれの漢方薬の特徴を生かすためとされています。原則として病位や症状が離れている場合に時間をずらして投与されます。最低でも30分以上は空けた方がよいとされています。食前は食事前30分、食後は食事後30分が目安ですから、このケースでは投与間隔は少なくとも１時間近くは空けられます。

以上は三潴忠道監修『はじめての漢方診療症例演習』（医学書院、2011年）で紹介されていた内容ですが、実際には、今回薬局で問題となった下記のような処方例もあります。

処方例2：服用時間によって異なる漢方薬を投与する。

A漢方薬　5.0g　1日2回　**朝夕**食前

B漢方薬　2.5g　1日1回　**昼**食前

これは病状の時間推移に応じた投与と考えればよいと思います。つまり、 A漢方薬の症状がベースにあり、昼から夕すぎにかけてはB漢方薬の症状が強めに出ている可能性が示唆されます（図58参照）。それぞれの漢方薬の性質をよく知った上で、患者さんの症状を聞き出し、処方の合理性を伝える必要があります。

効果時間は大体1日を3分割した範囲内で出ると考えればよいので、時間ごとの1回量は十分にあるという説明ができると思います。今回の例の患者さんの質問にあった、同じ漢方薬を1日量投与する必要は必ずしもないと言えるでしょう。

また、A漢方薬の症状がベースにあるからといって昼食前にA漢方薬とB漢方薬とを重複させると、エキス剤の場合は特定の生薬が過量となってしまい高齢者の場合では副作用が出る可能性もありますから、副作用予防のためにA漢方薬をあえて昼から抜いた可能性があることも念頭に置いておきましょう。

図 58　証の時間変化

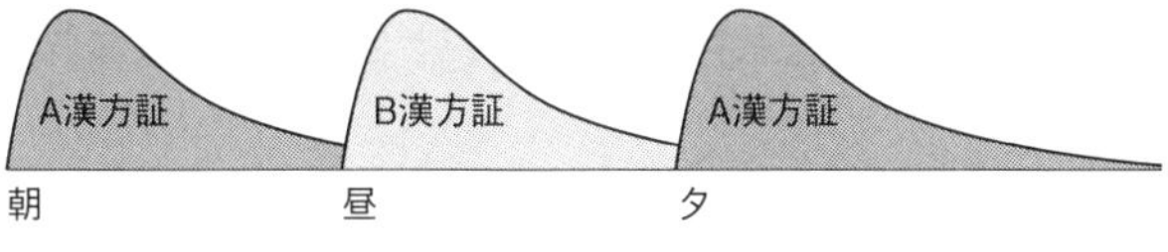

③まとめ

今回の相談例ではベースとなるＡ漢方薬の症状とＢ漢方薬の症状がやや似た感じでしたが、別の症状であっても同様に考えればよいでしょう。いずれにしても併用される漢方薬の症状の特徴をつかんでおくことが大事です。それでも患者さんが納得してくれないようならば、処方医に処方意図を確認して患者さんに伝えるしかないでしょう。

3）遠志《オンジ》エキス製剤は物忘れに本当に効くのか？[219)]

漢方薬の項目に入れましたが、一般用医薬品の項目にも当てはまる話題になります。2015年に厚生労働省は「中年期以降の物忘れ改善」薬として、「遠志エキス」製剤を第３類医薬品の一般用医薬品として認可しました。第３類医薬品といえば、ビタミン剤や酸化マグネシウム製剤を中心にしたリスクの低い安全性の高い医薬品の位置付けになります。

表 27　遠志エキスの商品と含有量

商品名	販売会社	１日遠志エキス量	抽出前遠志量	１日量（剤型）
アレデル顆粒	クラシエ	537mg	3g	3包（4.5g）
遠志の恵み	エーザイ	536mg	3g	3錠
キオグッド顆粒	ロート製薬	1300mg	3g	3包（3g）
メモリーケア	大正製薬	1350mg	3g	6錠
ワスノン	小林製薬	750mg	3g	6錠

遠志製剤の主な製品には表27のようなものがあります。用法はみな１日３回（食前または食間）です（平成30年４月現在)。

ところで、これら製品の“してはいけないこと”（医療用医薬品の禁忌に相当する）には「認知症の診断を受けた人や認知症の疑いのある人には服用しないでください」との記載があります。

つまり遠志エキス製剤は加齢とともに発生する単なる物忘れには有効ですが、認知症レベルの物忘れには効果がないというわけです。加齢による物忘れは第三者がヒントを与えると思い出すレベルであり、認知症の物忘れは記憶自体が欠落して決して思い出せないタイプといわれていますから、遠志エキスは前者の思い出す時間を短縮してくれる薬だと解釈できます。

①遠志エキスでの検証

私の先輩薬剤師が、ある遠志エキスを３カ月ほど服用していたら効果を実感できたと言います。私もお年頃なので早速その遠志エキスで試してみました。１カ月半ほど服用してみましたが、「なるほどね」というような特段の実感はありませんでした。知り合いの病院薬剤部長にも画期的な効果があれば教えてと言われていましたが、画期的どころか何もなかったので報告もしませんでした。

添付文書を見ると「１カ月位服用しても症状がよくならない場合は服用を中止し，この文書を持って医師，薬剤師又は登録販売者に相談してください」とあります。

以前、和漢診療の先生が慢性疾患に漢方薬を投与したとき、証が合っていれば２週間ほどで何かしらの改善徴候が感じられ、４週間で処方の妥当性の判断をすると言っておられましたが、今回、私と遠志エキスは全く証が合ってなかったと言えそうです。結局、頭を使う仕事をなるべく続けようという結論に達しました。

さて添付文書通りに効果が感じられないという利用者さんが薬剤師に相談しに来たら、どう対応すればよいのでしょうか？　記憶自体が欠落しているようだと、認知症外来への受診を勧めるしかないでしょうが、何とか思い出せるレベルのようなら、お金のかからないような脳トレーニングを勧めるのもよいかもしれません（とはいえ、お金をかけても、若い頃には絶対戻れないのです）。さて、話を元に戻して遠志という生薬を考えていきましょう。

②そもそも「遠志」とはどういう生薬なのか？

1．日本薬草全書（新日本法規出版）によれば

ヒメハギ科イトヒメハギの根の生薬名。初心を呼び戻し志を遠きに持つ薬草という意味で遠志と呼ばれるそうです。呼び戻すというところから物忘れに良い影響を与えそうな印象があります。薬理作用としては鎮静、去痰、抗炎症、強壮薬として精神安定、神経衰弱、病後の不眠、動悸、気管支炎・喘息に応用されるとあります。漢方薬では加味帰脾湯や人参養栄湯の構成生薬になります。

加味帰脾湯には物忘れに効果があるという報告もある

ようです。

ちなみに私の二大座右の銘の一つが「初心を忘れるな」、そしてもう一つは「継続は力なり」です。これらを忘れずにいたいものです。

２．親農本草経解説（源草社）によれば

遠志は「味は苦、温。咳逆、傷中を治す。不足を補い、邪気を除き、九竅《キュウキョウ》※を利し、智慧を益し、耳目を聡明にし、忘れず、志を強くし、力を倍す、久しく服せば、身を軽くし、老いず」とあります。

※九竅：人の体の９つの穴（両眼、両耳、両鼻腔、口、尿道、肛門）

３．クラシエのホームページのアレデル顆粒の関連記事によれば

「漢方」では物忘れを、認知機能を含めた意識・精神活動を行っている「心《シン》」（五臓の一つ）の機能が低下したことが原因と考えます。現代医学で心（心臓）は血液を送り出すポンプとしての働きがあると考えますが、漢方では「心理学」や「心境」という言葉があるようにポンプとしての働きだけではなく、認知機能を含めた意識・精神活動を担っているところと考えます。

「心」の機能を保つのに重要なのが「血《ケツ》」であり、血が不足すると「心」が十分に滋養されず不調が現れます。加齢や虚弱体質、慢性疾患などで栄養が不足すると「血」の不足が生じ、認知機能の一部である記憶力の低下が生じてしまうのです。漢方では「血」の不足から生じた物忘れには「血」を補い、精神を安定させること

（養心安神）での治療を中心とし、「心」を滋養して機能を正常にすることで体の不調を改善していきます。心の機能低下は年齢とともに物忘れが生じるほかに、不眠や気力がなくなったりするなどの症状が生じることがあります。遠志は「心」の栄養状態を改善することから「心を安らかにし、智を益す（精神を安定させ、智恵を益す）」といわれています。精神を安定させる薬能などから物忘れの改善などに用いられました。

以上をまとめますと、遠志は昔から心身の疲れを癒やして、加齢による物忘れに用いられてきたというわけです。

③遠志エキスの物忘れに対するEBM

最近は薬の効果や治療法にエビデンスが求められる時代になっています。遠志エキスの加齢に伴う物忘れへのエビデンスにはどのようなものがあるのでしょうか？文献検索をしたところ動物実験でアルツハイマーの原因物質であるアミロイドβ濃度を下げたとかいうものが1件見つかっただけで、物忘れに関する報告は分かりませんでした。

そこで試した遠志エキスを販売している製薬会社の担当者に物忘れの抑制に関する臨床データ（例えば物を思い出すのにかかる時間の短縮など）があるかを問い合わせてみたところ、臨床試験データは「ない」とのことでした。

どうやら遠志は「昔から心身の疲れを癒やし、加齢による物忘れに用いられてきた」という経験的な判断から第３類医薬品として認可されたようなのです。

④まとめ

今でいうエビデンスはありませんが、古くから利用されて効果のある薬も確かにあります。この遠志エキスはどうでしょうか？　健康食品などのコマーシャルでよく見かける「あくまで個人の感想です」と大差のない薬の印象すらあります。表27から１日量の遠志エキス含有量が製品によって２倍以上も異なっている点からも、これらの製品は本当に有用なのだろうかと疑ってしまいます。

さらに遠志エキス剤が属する第３類医薬品の他の全ての薬が「あくまでも個人の感想」レベルのエビデンスしかないのではないか、と考えてしまうのは私だけでしょうか……。

第８章
その他の薬関連の話

これまでに分類した項目に当てはまらないニュースの話題もいろいろとありますので、ここではそのいくつかを紹介します。薬の体内動態（吸収、代謝、分布、排泄）、臨床検査値、薬自体の物性などの紹介になります。

この中でも薬の体内動態学は第１章の血中濃度の記事と関連が深く、薬剤師業務で最近よく耳にする「薬学的管理」を支える２大学問の柱の一つだと思っています。

もう一つの大きな柱は薬理学で、薬の作用を学ぶ根源であり、副作用の機序を理解する上でも大切な分野です。この２つの学問を柱として、その他薬学部で学ぶ全ての科目が相補的に「薬学的管理」を支えていると個人的には思っています。

１）対になった臨床検査値[256)]

薬局の症例検討会では時折、肝機能検査値や腎機能検査値などいくつかの臨床検査値を問題にするときがあります。例えば肝臓全体に障害があって、ALTが上昇していれば多くの場合、AST、ALP、γGPTも上昇しますが、肝臓の実質細胞に限局した障害の場合はALTとASTは上昇しても、胆道系の異常を知らせるALPやγGPTはあまり上昇しない……といったように同じ臓器の異常を知らせる検査値でも細かく見ると障害の部位の差を見ることが可能な場合があります。

この項では、よく対で利用される検査値で値が違って出てくる場合の意味を考えていきます。

①ALTとAST　[(　) 内は基準値を示す]

B型肝炎治療薬エンテカビル（先発薬名：バラクルード®）を継続投与されているB型肝炎患者さんがいます。腎機能が低下してきたためB型肝炎ウイルス関連腎症と診断され治療が開始されました。そのときの血液検査値がAST：65U/L、ALT：17U/Lでした。AST（≦40）は基準外、ALT（≦45）は基準内でした。さて、このときASTとALTの値がなぜ乖離しているのでしょうか？という問題です。実はこの症例は「『月刊薬事2018年10月臨時増刊号 薬物療法問題集』の中に出てきます（この本を利用して学習会をしている薬局があると思ってください）。今回の課題はこの問題集の問題自体ではないのですが、気になるので取り上げてみました。さて、ここで各検査値について復習です。

１．ALT

正式にはアラニンアミノトランスフェラーゼといい、グルタミン酸のアミノ基をピルビン酸に転移してアラニンとαケトグルタル酸を合成する酵素になります。かつてのGPTです。以前は反応出発物質の２化合物の頭文字を取っていましたが、現在は反応生成物質の１化合物の頭文字を取って酵素名としています。ALTは全ての臓器に含まれているのですが、特に肝臓に多いため、ほぼ肝臓特異的な酵素といえる酵素になります。ALT値が高くなると、ほぼ肝障害によると考えて良い酵素と言えます。

２．AST

正式にはアスパラギン酸トランスフェラーゼといい、グルタミン酸のアミノ基をオキサロ酢酸に転移してアスパラギン酸とαケトグルタル酸を合成する酵素になります。かつてのGOTです。酵素名の付け方はALTと同様です。ASTも肝臓、骨格筋、心筋、腎臓、赤血球などに含まれていますが、相対的に肝臓に多いため、肝障害の診断に利用されます。しかしAST単独での判断は他臓器障害の関与が否定できないため、ALTと比較しながら判断することになります。

【今回の症例の場合】

ALTが基準内で、ASTが異常値を示していることから、肝臓以外の障害を疑うべき症例でしょう。本来ならばB型肝炎のため肝由来で漏出してくるはずのALTとASTですが、今はエンテカビルが効を奏して肝臓の炎症が抑えられています。よって肝由来のALTとASTは基準内に抑えられているわけです。しかし今回、B型肝炎ウイルスが腎臓に悪さをして腎炎を起こしているため、腎臓由来のASTが血液中に漏出してしまっているようです。「ALTは肝臓特異的なため腎炎では高くならなかった」という判断が妥当と考えられます。

②血清クレアチニン値（Scr）と血中尿素窒素（BUN）

次は在宅治療中の80歳男性患者さんの事例で、往診医が情報提供書に「腎検査値異常が気になるため要観察として次回もまた腎検査をする」と書いてあり、往診医は患者さんにもそのように説明をしているとのこと。血清クレアチニン値を見ると1.2mg/dL（基準値≦1.04mg/dL）で、クレアチニンクリアランス（Ccr）は45mL/分でした。「往診医がどうしても気にするような腎機能低下レベルなのでしょうか？」という訪問指導から帰ってきた薬剤師からの質問がありました。

「腎機能レベルの評価はその人の体格によるだろうしなあ」というのが最初の私の感想で、Ccrの他にeGFRの値も書いてありましたが、それらは血清クレアチニン値（1.2mg/dL）から算出した値なので、同様の評価しかできないと思いながらBUN値を見てみると、36mg/dL（基準値≦20mg/dL）となっていました。血清クレアチニン値よりもBUN値が異常に高めなことに少し違和感を持ちました。そう感じたのは、腎機能障害では血清クレアチニン値の上昇よりもBUN値の上昇は遅れてくるという話を聞いていたからです。そこでまず各検査値の復習です。

1．血清クレアチニン（Scr）

腎臓でアミノ酸のグリシンとアルギニンからグアニジノ酢酸が合成され、それはさらに肝臓で非タンパク質性の窒素化合物のクレアチン（クレアチニンではない）へと変化します。

クレアチンはATPによりリン酸化されてクレアチンリン酸として筋肉に蓄えられます。筋肉で瞬時に多量のエネルギーを必要とするとき、クレアチンリン酸はADPと反応してクレアチンとATPになり、エネルギー源となるATPを筋肉に供給します。

クレアチンは再びクレアチンリン酸に戻るか、クレアチンから非酵素的脱水反応によりクレアチニンとなって腎臓から尿中へ排泄されます。クレアチニンは主に糸球体からろ過されますが、30％程度が尿細管からも排泄されます。従ってクレアチニンクリアランス（Ccr）は、より正確に腎機能を反映する糸球体ろ過量（GFR）より高く出ることになります。そこで次のような推算式の換算法があります。

推算GFR（mL/分）＝推算Ccr（mL/分）×0.789

2．BUN（血中尿素窒素）

体内に存在するタンパク質は分解されアミノ酸になり、アミノ酸はさらに代謝されて炭素Cは二酸化炭素、水素Hは水、窒素Nは尿素となります。BUNは血液中に存在する尿素ですが、腎臓で排泄されるため、腎障害の進行に伴ってBUN値は高くなっていきます。

【今回の症例の場合】

血清クレアチニン値は筋肉量を反映するので患者さんの体格を確認したところ、結構がっちりした体型の人でやせてもいないというのでScr値は年なりに若干高めに出たのだと思われました。

「臨床検査値ハンドブック 第３版」（2017年）からBUN値が高くなる場合の解釈として、「BUN/クレアチニン比は、およそ10程度であるが、10を超す場合は腎臓以外の次のような原因も考慮する」とあります（BUNの基準値上限が20mg/dLなので比としては20までとするのが妥当では？と個人的には思います）。

その原因は以下が考えられます。

（１）高タンパク食（食事による変動は０～３mg/dL程度なので、あまり参考にならないかもしれません）。

（２）筋肉の100g崩壊で約4gのBUNが生じるので、火傷、悪性腫瘍など組織異化が進む状態では軽度～中等度高値になる。

（３）消化管出血の存在は消化管内で血液から生じたアンモニアが体内に入り尿素サイクルを経て尿素となるので、BUN上昇につながる（出血に含まれる血中タンパク質が腸内細菌によって分解されアンモニアを生成したと思われます）。

今回の患者さんのBUN/クレアチニン比は、36/1.2＝30とかなり高いため何らかの腎外性因子が関与している可能性があります。往診医は腎障害を直接疑っていたわけではなく、実は他の疾患の可能性を考えて心配していたのかもしれません（その後の経過は聞いていないので不明ですが……）。

☛私自身も血清クレアチニン値（1.07mg/dL）とBUN（32.1mg/dL）の比が30と高かった高齢の吐血患者例を経験していますが、その患者さんは胃から徐々にですが出血していたことが後に分かりました。

③まとめ

検査値付き処方箋も増えてきている関係で、検査値に詳しい保険薬局薬剤師も増えてきている印象があります。

検査値で不安を感じたときには、薬剤師に薬との因果関係を尋ねるのも一つの疑問解決法になると思います。

2）酸性薬物と塩基性薬物[234, 235]

薬物は化学物質なので、血液中に溶けた際に酸性を示したり、アルカリ性を示したりします（実際の血液は緩衝系が強く働くので、外から加えられた薬があっても液性はほぼ変化しません）。酸性を示す酸性薬物は血液中にあるタンパク質アルブミンと結合しやすく、アルカリ性を示す塩基性薬物は血液中ではアルブミンのほか、α1酸性糖タンパク質、リポタンパク質に結合しやすい傾向があります。

①酸性薬物と塩基性薬物とは具体的にどのような薬物なのか？

水素イオン（H⁺、プロトン）を放出しやすい薬がより酸性度が強い薬になりますから、次の一般式で表した場合、反応が右側に大きく偏って平衡状態になっている薬が酸性薬物になります。

$$HA^{\square} \rightleftharpoons H^{+} + A^{\bigcirc}$$

（ただし□が中性ならば○は－、□が＋ならば○は中性）

この関係をHenderson-Hasselbalch（ヘンダーソン・ハッセルバルヒ）の式で表すと以下になります。

$$pKa - pH = \log\frac{HA^{\square}}{A^{\bigcirc}}$$

この式は薬物が分子型かイオン型かを判別する際によ

く出てきます。このときのpKaはlog（1/Ka）なのでpKaが小さいほど（Kaは大きいほど）酸性度が大きくなります。

弱酸性薬物と弱塩基性薬物の代表薬の一覧表が「カッツング薬理学 原著９版」（2005年）にありましたので、その一部とインタビューフォームからの数値も併せて示すと表28になります（pKaが複数ある薬は略しました）。MW:分子量、pKa：酸解離定数、PB：血清タンパク質結合率（%）、結合タンパク：インタビューフォームに明記されていた場合に記載、AGP：α1酸性糖タンパク質

表 28　弱酸性薬物と弱塩基性薬物のpka

弱酸性薬物	MW	pKa	PB (%)	結合タンパク	弱塩基性薬物	MW	pKa	PB (%)	結合タンパク
アセトアミノフェン	151	**9.5**	24		アミオダロン	682	9.0	96	**アルブミン、リポタンパク**
アンピシリン	403	2.5	18		アロプリノール	136	9.3	0	
イブプロフェン	206	5.2	99		クロルジアゼポキシド	300	**4.7**	94	
テオフィリン	180	**8.8**	60		コデイン	406	8.2	7	
フェニトイン	252	**8.3**	90		ジアゼパム	285	**3.4**	98	
フロセミド	331	3.9	99	アルブミン	ピンドロール	248	9.3	57	
ベザフィブラート	362	3.4	94	アルブミン	メトプロロール	392	9.7	12	**アルブミン**
ワルファリン	346	5.0	99	アルブミン	リドカイン	234	7.9	65	AGP、アルブミン

②そもそも酸性薬物とか塩基性薬物とは何？

pKaの小さい薬が酸性薬物で、pKaの大きい薬が塩基性薬物のような印象を持ってしまいますが、表28から明らかなように必ずしもそうではないようです。

例えば酸性薬物アセトアミノフェン（図59）のpKaは9.5と大きく、塩基性薬物ジアゼパム（図60）のpKaは3.4と小さくなっています。

そこで私の個人的理解ですが、次のように考えます。

酸性薬物：H^+が付いた時のHAが**中性（±０）**である。

塩基性薬物：H^+が付いた時のHAが**＋電荷**である。

こう考えるとアセトアミノフェンは、pH9.5以上でやっと○印のOH基のH^+が外れたA^-が多くなる弱～い酸性薬物、ジアゼパムは２個ある三級アミンのどちらかにH^+がついてHAが＋となるタイプで、pH3.4以下の低pHでHA^+が多くなる弱～い塩基性薬物となります。

なお医薬品には塩基性薬物が多いとされており、カッツング薬理学の一覧表では酸性薬物が25種、塩基性薬物が57種紹介されています。

図 59　アセトアミノフェン

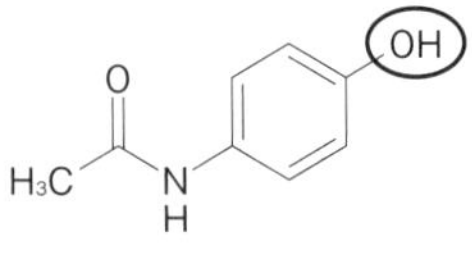

図 60　ジアゼパム

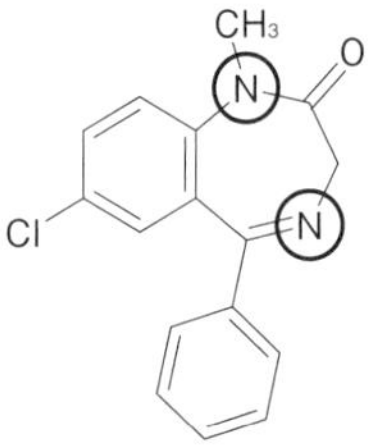

さて血液のpHは7.4ですから、酸性薬物でpKaが7.4より大きいと分子型の存在比率が大きくなり、血液から細胞への移動がしやすくなると考えられます。逆に塩基性薬物は、pKaが7.4より大きくなるとイオン型の存在比率が大きくなります。血液中で分子型比率が大きいものを表28では**ゴシック体**で示しました。

薬品数が少ないので早急な結論は出せませんが、酸性薬物では分子型のタンパク結合率が低く、塩基性薬物ではイオン型のタンパク結合率が低いような印象があるものの、血清タンパク質との結合を決定する因子は次項のように複数あるため、タンパク結合率に分子型やイオン型は、あまり関係しないかもしれません。

③血清タンパク質と薬物の結合様式のいろいろ

実際の血清タンパク質と薬との結合は下記の要素が複雑に関与しているので、ある薬物の結合様式を一言では説明できないと思われます。

（１）イオン結合：イオン化した＋部分と－部分が電気的な引力で引き付け合う。

（２）水素結合：分子内で水素側に＋要因が集中し、外部の分子の－要因と引き付け合う。

（３）疎水結合：水溶液の中で水に溶けない油性部分同士が、行き場所が無くなり寄り添ってくる。

（４）ファンデルワース力：普段は中性の分子の中が揺らぎ、＋と－要素が分かれ外部と電気的に引き付け合う。

（5）CH-π結合：電気的に中性なCH結合のHとベンゼン環に生じるπ電子が引き付け合う。

④薬物と血清タンパク質との関係とは

血液中で薬物が遭遇しやすいタンパク質に話を移します。血清タンパク質にはアルブミン（血中に占める割合：50〜65%。肝臓で合成。分子量66,000）、グロブリン（約30〜35%。肝臓や骨髄などで合成される。γグロブリンの分子量は150,000）、α1酸性糖タンパク質（約3%。シアル酸を含む糖タンパク質で主に肝臓で合成。ただし肝臓や腎臓に障害があると増加する。分子量は44,100）、その他リポタンパク質やフィブリノーゲンなどが含まれています。

前述したように塩基性薬物はアルブミン、α1酸性糖タンパク質、リポタンパク質に結合しやすいとされ、酸性薬物はアルブミンに結合しやすいとされます。そしてグロブリンはあまり薬物とは結合しないようです。またアルブミンの薬物結合部位は主に3カ所あり、それぞれ次のように呼ばれています。

（1）サイトⅠ（ワルファリンサイト）：ワルファリン、フロセミド、インドメタシン、アスピリン等が結合。

（2）サイトⅡ（ジアゼパムサイト）：ジアゼパム、イブプロフェン、フルルビプロフェン等が結合。

（3）サイトⅢ（ジギトキシンサイト）：ジゴキシン、ジギトキシン（発売中止）等が結合。

⑤まとめ：あなたが血管の中にいる薬だったら

ここから突然、空想話になります。あなたの体重が65kgとすると、アルブミンは体重14.3tの巨大な怪物である。それはアフリカ象の倍以上の大きさで、あなたを10m以上の高さから見つめているだろう。その巨大な怪物の表面にはさまざまな形をした突起物が数多く出ているはずだ。それらはアミノ酸の側鎖でカルボン酸やアミノ基、そして疎水性のアルキル基であったり、π電子を持ったベンゼン環であったりするだろう。あなたはどの部位に結合してもおかしくなく、どこを休み場所にするか戸惑うことだろう。しかし、あなたの行き着く先は限定的で３カ所しかないのだ。

あなたは怪物の表面から一定の確率で離れてから電気的に中性になると、すぐに近くにある細胞の中に入っていこうとするだろう。そして、その中であなたは一生懸命に仕事を始める。その後のあなたのたどる運命は……、あなたが腎排泄型か肝消失型か胆汁排泄型かによって変わっていくのである。

３）てんかん閾値を下げる薬[289]

先日、ある薬局の薬剤師さんから知り合いの歯科医師から相談を受けた話題を提供してもらいました。てんかん患者さんの家族からその患者さんの抜歯を頼まれたそうなのですが、患者さんご本人は抜歯の際に行う麻酔がてんかん発作を起こすのではないかと心配して嫌がっていると言います。主治医に確認しようと歯科医師が家族に相談すると、その主治医自身は単に大病院から紹介を受けて診ているだけだから、主治医に確認しても明快な回答は得られないだろうと言われたそうです。そこでその歯科医師は、一般論としてどう考えるかと薬剤師の意見を求めてきたようなのです。

どのようなてんかん発作を持っている患者さんなのか、どのような抗てんかん薬を利用しているかが全く分からない状態では、答えようもないのですが、患者さんの安心・安全を追求するのであれば、やはり処方発行源の大病院の医師に何らかの形で確認をとるのが筋ではないかというのがとりあえずの結論となりました。

とはいいながら、薬剤師としてこのようなケースでは、どのようなバックボーンを持っておくべきかを考え、調べた内容を紹介しておきましょう。

①てんかん閾値とは

てんかん閾値とはてんかん発作の発生しやすさを示す言葉で、閾値が低いとてんかん発作が起こりやすく、高いと発作が起こりにくいという意味になりますが、具体的な数値は分かりませんでした。発作は発作発生部位の神経細胞の活動電位の無秩序な興奮性の変化によるので、具体的で正確な閾値を定義付けるのはもともと困難なのではないかと思われます。

②てんかん閾値を下げる薬とは

薬によって、どのような場合にてんかん発作を起こしやすくなるかというと、主に次の２つが考えられるでしょう。

（１）薬の相互作用によって、使用している抗てんかん薬の血中濃度が低下する場合

（２）薬そのものの作用がてんかん閾値を下げてしまう場合

（１）の相互作用に関しては教科書レベルや添付文書の相互作用欄を見ると分かります。抗てんかん薬では相互作用が意外に多く、酵素誘導などを起こすタイプの薬もあり、原則、てんかんは単剤で治療するという根拠にもなっています。

（２）のてんかん閾値を下げる薬は解説書レベルでは記載があるものの、添付文書ではあまり見かけない（見つけにくい？）ような気がします。そこで今回は日本神経学会監修「てんかん診療ガイドライン2018」（医学書院）のp36に記載のある「てんかん閾値を下げる薬物」の表を利用して、「閾値を下げる」という表現が添付文書ではどのように反映されているかを調べてみました(表29と表30)。

③まとめ

添付文書では重大な副作用や相互作用に記載がある薬もありましたが、重要な基本的注意や慎重投与のみに記載がある薬もあり、どこに記載されているかじっくり読み取る必要がありそうでした。

今回の話題となった歯科医師が抜歯の際に利用するで

あろう局所麻酔薬リドカインも一覧表に入っていましたが、「過量投与時で全身痙攣の可能性あり」となっており普段の局所麻酔での利用では問題がないと思われました（表30）。

表 29：薬が体内から離脱もしくは減少する際にてんかん閾値を下げる薬

分類	成分名	商品名	添付文書の記載
アルコール	エチルアルコール	各種酒類	該当せず：深酔いから覚めるとき注意か？
バルビタール酸	フェノバルビタール	フェノバール	重基：連用中急な中止等てんかん重積状態
ベンゾジアゼピン	クロナゼパム	リボトリール	重基：連用中急な中止等てんかん重積状態
	ジアゼパム	セルシン	重副：連用中急な中止等痙攣発作
	トリアゾラム	ハルシオン	重副：連用中急な中止等痙攣発作

表 30：薬を投与した際にてんかん閾値を下げる薬

分類	成分名	商品名	添付文書の記載
抗うつ薬	イミプラミン、アミトリプチリン	トフラニール、トリプタノール	慎重：痙攣起こす恐れ、重副：てんかん等の表現あり
	SSRI（軽度とされる） 例：パロキセチン ☛ SNRI（ミルナシプラン）、NaSSA（ミルタザピン）でも同様の記載あり	パキシル	慎重：てんかんを起こす恐れ 重副：痙攣
		☛ 抗うつ薬全般に注意は必要	
抗精神病薬	クロルプロマジン	コントミン	慎重：てんかん閾値を低下
	リスペリドン	リスパダール	特背：てんかん閾値を低下
	☛ 抗精神病薬全般に閾値を低下させる傾向があるようです。		
気管支拡張薬	アミノフィリン テオフィリン	ネオフィリン テオドール	相互：ケタミン（痙攣;閾値低下） 重副：痙攣（中枢刺激）
抗菌薬	カルバペネム系全般 （例）ビアペネム	オメガシン注	バルプロ酸の血中濃度減少 （原因不明だが相互作用関連）
	ニューキノロン系全般 （例）ガレノキサシン ☛ NSAIDs併用注意（フェニル酢酸系ジクロフェナク等、プロピオン酸系ロキソプロフェン等）	ジェニナック	重副：痙攣（GABA受容体阻害） 相互：NSAIDs（痙攣を増強）
局所麻酔薬	リドカイン	キシロカイン	過量投与時に全身痙攣
中枢性鎮痛薬	フェンタニル	フェントス等	重副：痙攣
	モルヒネ	MSコンチン等	慎重：痙攣誘発の恐れ
	オキシコドン ☛ トラマドールでも同様の記載あり	オキシコンチン等	禁忌：痙攣（脊髄刺激） 慎重：痙攣誘発の恐れ

分類	成分名	商品名	添付文書の記載
抗腫瘍薬	ビンクリスチン	オンコビン注	重副：痙攣（末梢神経障害）
	メトトレキサート ☛ リウマトレックス®を含め内服では記載なし	メソトレキセート注	重副：痙攣（中枢神経障害）
筋弛緩薬	バクロフェン	リオレサール	慎重：てんかん誘発の恐れ
抗ヒスタミン薬	クロルフェニラミン、クレマスチン	ポララミン、タベジール	重副：痙攣。（タベジール）慎重：痙攣閾値低下
	フェキソフェナジン、エピナスチン	アレグラ、アレジオン	記載なし
	☛ 上段の第一世代の抗ヒスタミン薬がてんかんに注意が必要な印象		

重基；重要な基本的注意、**重副**；重大な副作用、**相互**：相互作用、
特背；特定の背景を有する患者、**慎重**；慎重投与

4）非線形型薬剤とCYP2D6[301)]

心房細動症例関連の薬局向け学習会用資料作成の際に、日本循環器学会等編集の「2020年改訂版 不整脈薬物治療ガイドライン」（以下、ガイドラインとします）を見ていた中での話になります。

※CYP：薬物代謝酵素チトクロームP450の略名で、アミノ酸構造の異なる多くの種類があり、数字とアルファベットで区別されています。

①抗不整脈薬の紹介のところで気になった記事

ガイドラインに次のような記載がありました。

- 抗不整脈薬の薬物代謝に関係する酵素は主にCYP2D6とCYP3A4である。
- 日本人のCYP2D6欠損者は１％とまれであるが、

図 61　肝CYP割合

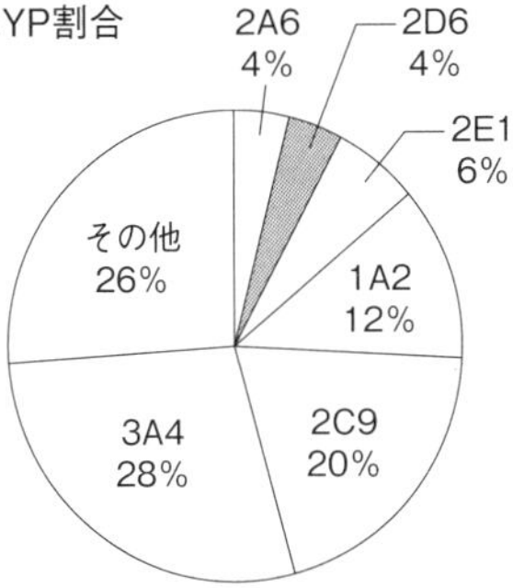

CYP2D6*10という代謝活性の低い変異遺伝子（いわゆる遺伝子多型）を持つ割合が日本人では約40％である。

●CYP2D6は飽和現象がみられやすく、薬を増量すると投与量比を超えた血中濃度上昇が生じる（この現象を起こす薬を非線形型の薬剤といいます）。

☛まとめると、抗不整脈薬の代謝に関係するCYP2D6の体内量が少ないため、薬を増量すると代謝が追いつかず血中濃度が高くなり副作用発現リスクが高くなると読み取れます。

②CYP2D6の体内含有量は本当に少ないのでしょうか？

という問題が次に気になります。手元にある薬理学関係の書籍を見ると、「カッツング薬理学」に人の肝臓における薬物代謝酵素チトクロームP450に占める亜型の割合が載っていました。それによると、CYP1A2（12％）、

CYP2A6（4％）、CYP2C9（20％）、CYP2D6（4％）、CYP2E1（6％）、CYP3A4（28％）とありました。

円グラフで視覚的に現わすと図61のようになります。CYP2D6は全体の4％で少ない量と言えるでしょう。

さらに「グッドマン・ギルマン薬理書」を見ると、その他に薬物代謝に重要な亜型にCYP1A1、1B1、2B6、2C8、2C19、3A5が紹介されていました。中でもCYP3A4は最も発現量が高く、臨床で用いる薬物の約50％の代謝に関与します。

③代謝が飽和状態になりやすい薬剤はみなCYP2D6で代謝されやすいのか？

という問題が次に気になりだしたので、手元にあった菅野彊著『薬剤師のための『薬物動態学10の鉄則』』（2013年）を見てみました。すると同様の現象を示す薬剤として「非線形型薬物（上昇型、フェニトイン型）：フェニトイン、フェンタニル、パロキセチン、フルボキサミン、テオフィリン、アプリンジン、シベンゾリン、プロパフェノン、テルミサルタン、クラリスロマイシン」が掲載されていました。ちなみに以前の菅野氏の研修会では、非線形型の薬は数も少ないので覚えてしまいましょうというアドバイスを受けました。今回は取り上げませんが、頭打ち型非線形型薬物としてバルプロ酸型も紹介されています。というわけで、これらの薬剤がCYP2D6の基質かどうかを各薬剤のインタビューフォームを見ながら、チェックして一覧表（表31）にしてみま

表 31　非線形型薬物とCYP2D6の関係

一般名 （先発薬）	1日 用量	代謝酵素の種類 （投与量別C_{max}比）	CYP2D6の関与の有無 備考
フェニトイン （アレビアチン）	100mg	主;2C9、一部2C19 3A、2B6、P-gp誘導	なし。 非線形性を示すグラフ有り。
フェンタニル （アブストラル舌下）	100〜 800μg	3A4 Dose:100⇒200⇒400⇒800 （C_{max}比1→1.6→4.1→7.6）	なし（線形的な上昇）。 非線形の記事無し。 バッカル®も同様の線形性の様相。
パロキセチン （パキシル）	10〜 40mg	2D6 Dose:10⇒20⇒40 （C_{max};1→3.4→13.9）	**あり**（非線形上昇あり）。 非線形性の記事あり。
フルボキサミン （ルボックス）	25〜 150mg	2D6（1A2、2C19への阻害強く、2D6も阻害する） Dose:25⇒50⇒100⇒200 （C_{max};1→1.9→4.8→10）	**あり**（非線形っぽいか）。 非線形の記事なし。
テオフィリン （テオロング）	400mg 増減	1A2 投与量別Cmax記載なし	なし（非線形類推データなし）。 非線形の記事なし。
アプリンジン （アスペノン）	40〜 60mg	2D6 Dose:25⇒50⇒100 （C_{max};1→2.2→10.7）	**あり**（非線形性上昇あり） 肝代謝酵素飽和の記事あり。
シベンゾリン （シベノール）	300〜 450mg	2D6、3A4 Dose:100⇒150⇒200 （C_{max}1→1.5→2.4）	**あり**（ただし、線形的な上昇）。 非線形の記事無し。
プロパフェノン （プロノン）	450mg 増減	2D6、3A4、1A2 Dose:100⇒200⇒300 （C_{max}1→5.5→8.3）	**あり**（非線形上昇あり） 肝代謝に飽和記事あり。
テルミサルタン （ミカルディス）	20〜 80mg	UGT酵素（グルクロン酸抱合） Dose:20⇒40⇒80 （C_{max}1→2.3→10.8）	なし(非線形上昇あり)。 小腸、肝臓でのグルクロン酸抱合の飽和の記事あり。CYP関与せず。
クラリスロマイシン（クラリシッド）	400〜 800mg	3A4。かつ阻害作用あり Dose:200⇒400 （AUC比;1→2.3）	なし（線形的上昇っぽい）。 非線形の記事無し。

した（表項目２段目の備考の記事の有無は非線形性に言及しているかどうかの意味)。

④まとめ

CYP2D6の対象薬は10剤中５剤でしたが、シベンゾリンは用量内では線形型と思われたので、非線形型は実質４剤といったところでしょうか。上昇型非線形型薬剤ならばCYP2D6の被代謝薬と即断はできませんが、CYP2D6で代謝される薬は非線形になりやすそうだという結論にはなりそうです。

フェンタニル、テオフィリン、クラリスロマイシンはCYP2D6とは無関係ですが、ほぼ線形性を示したり、非線形性を示すデータがなかったりで、用量内での増量には特別な注意喚起は不要な印象でした。

フェニトインは比較的量の多いCYP2C9と量の少ないCYP2C19で代謝されますが、非線形性が指摘されています。PM※）の存在（それぞれ日本人で４％と20％）が関係しているのかもしれません。

※）PM：poor metabolizerの略で遺伝子的に代謝能力が弱い人をいう。

テルミサルタンは10剤の中で唯一CYPが関与せず、UGT酵素※）がらみの飽和によることが分かりました。かなり血中濃度が高くなるのでUGT酵素の存在量の少なさが示唆されます。

※）UGT酵素：UDPグルクロン酸転移酵素で、グルクロン酸抱合に関与する酵素。遺伝子的に配列の異な

る遺伝子多型が知られている。

表にはない抗不整脈薬ベプリジル（ベプリコール®）も主にCYP2D6で代謝される薬剤で、増量以上の血中濃度増加の危険性をガイドラインでは指摘しています。また抗不整脈薬フレカイニド（タンボコール®）もCYP2D6で代謝されますが、用量範囲内では非線形性は見られませんでした。とはいえ抗不整脈薬はハイリスク薬でもあり遺伝子多型もあるので、増量時には要注意になります。

５）腎排泄型薬剤と腎機能[105)、106)、107)、109)、253)]

最近は臨床検査値付き処方箋を発行する医療機関が増えてきました。保険薬局の薬剤師は医療機関の患者カルテを見られない立場ですから、検査値を知ることは患者さんの服薬指導に役立てる有力な手段となり得ます。特に腎排泄型薬の投与量の妥当性や副作用発現の予測に役立つのが腎機能関連の検査値になります。ただ、どこまで検査値を役立てられるかは保険薬局側の手腕次第です。一方で検査票が開示されているにもかかわらず異常値を見落として患者さんに薬による不利益を与えてしまう場合があれば、新たな薬剤師の責任問題にもなり得ます。

①腎排泄型薬とは

血液中にある薬理活性を持った薬の大部分が、そのまま腎臓を介して尿中へ排泄される薬をいい、次式で定義される腎排泄寄与率（Rr）で評価します。

表 32　腎排泄寄与率

Rr	排泄型・消失型	特徴
1.0〜0.7	腎排泄型薬	腎機能低下で血中濃度上昇
0.4〜0.6	腎排泄・肝消失両型	腎排泄型、肝消失型両方の特徴
0.0〜0.3	肝消失型	重度の肝機能障害で血中濃度上昇※

※肝臓は大きな臓器のため、肝障害でも血中濃度が必ずしも上昇しない場合あり。

出典元：参考資料21

$$\text{腎排泄寄与率(Rr)} = \frac{\text{尿中へ排泄された薬理活性体の量}}{\text{血液中の薬理活性体の量}}$$

腎排泄型薬のRrはおおむね0.7以上とされ、表32のように分類されます。

添付文書では腎排泄寄与率の記載はなく、代わりに薬物動態の排泄の項目に、尿中未変化体排泄率（fu）の記載があります。これは投与された未変化体量に対する尿中へ排泄された未変化体量の比で、次式で表現されます。

$$\text{尿中未変化体排泄率(fu)} = \frac{\text{尿中へ排泄された未変化体の量}}{\text{投与された未変化体の量}}$$

ここでは話を簡単にするために未変化体が薬理活性体で、肝臓等で代謝されると薬理活性を失う薬を想定します（このような薬は多いと思います）。

経口投与される薬は血液中にその未変化体が移行する際に消化管吸収という障壁がありますので、血液中へ未変化体のままで移行する率（バイオアベイラビリティー：F）を用いて、血液中の未変化体量は次のような式で表現できます。

血液中の未変化体の量＝経口投与された未変化体量×F

ここで腎排泄寄与率（Rr）の式を未変化体で整理すると、

$$\text{腎排泄寄与率(Rr)} = \frac{\text{尿中へ排泄された未変化体の量}}{\text{血液中の未変化体の量}}$$

$$= \frac{\text{尿中へ排泄された未変化体の量}}{\text{投与された未変化体の量} \times \text{F}}$$

$$= \frac{\text{尿中未変化体排泄率（fu）}}{\text{F}}$$

となり、腎排泄寄与率は添付文書に記載のある尿中未変化体排泄率（fu）をバイオアベイラビリティー（F）で割った値となります。バイオアベイラビリティーは添付文書には通常記載されていませんから、インタビューフォーム等を参考にします。しかしfuとFは同じ実験系から算出された値ではありませんから、それらを割り算して出てくる値の信頼性は薄いものの、腎排泄依存の傾向は見られると思います。

②腎機能の評価

腎機能を評価する検査値は糸球体ろ過量（GFR）になります。正確に測定するにはイヌリンという体外物質を点滴し、採尿、採血を何度か繰り返す必要があります。一般診療では手間がかかり過ぎるので、通常は推測式（業界用語では推算式）を利用します。

詳細は専門書に譲りますが、推定式にはCockcroft-Gaultの式を利用してクレアチニンクリアランス（Ccr）

を求める、日本人向けに創案された推算GFR（eGFR）を求めるなどの方法があります。それぞれに長所や短所があるのは専門書に書いてある通りです。腎排泄型薬を腎機能が低下した患者さんに腎機能正常の患者さんと同じ量を投与し続けると、薬の体外への排泄が遅れ血中濃度が上昇して、薬理作用型の副作用を引き起こしやすくなります。

次に腎機能が低下した患者さんに、腎排泄型薬を投与する場合の投与量や投与間隔を決める方法について紹介します。

③Giusti−Hayton（ジュスティーヘイトン）法を利用する

補正係数Gを下記のように設定します。

$$\text{補正係数(G)} = 1 - \text{腎排泄寄与率(Rr)} \times \left(1 - \frac{\text{腎障害者のCcr}}{100}\right)$$

ここで分母の100は腎健常者のCcr(mL/分）を表します。

（１）投与間隔を同じにして投与量を減量する時

腎障害者の投与量をＤ（腎)、腎健常者の投与量をＤ（健）とすると、

$$D(\text{腎}) = D(\text{健}) \times G$$ で算出できます。

（２）投与量を同じにして投与間隔を空けるとき

腎障害者の投与間隔をτ(腎)、腎健常者の投与間隔をτ(健）とすると、

τ(腎) = τ(健) × 1/G　　で算出できます。

(ここで一例を示します)

腎健常時の用法用量が１回100mg、１日１回（24時間ごと）服用の腎排泄寄与率が0.8の薬を、腎機能Ccrが35mL/分の患者さんが服用する際のＧは、

$$G = 1 - 0.8 \times (1 - 35/100) = 0.48$$

腎障害患者さんの投与量は100mg×0.48＝48mgになります。割り切れる数値で考えると、１回50mgを１日１回服用が妥当となります。

投与間隔で調整すると24時間÷0.48＝50時間になります。50時間はほぼ48時間（２日）ですから、１回100mgを２日に１回服用になります。

☛腎排泄型薬の添付文書にはCcr別の投与量が書かれている場合が多いので、そのときはわざわざＧを求める必要はありません。

④Giusti−Hayton法のGの誘導方法

ここでは補正係数Ｇがなぜ、前述のような式になるかを私なりに誘導してみたいと思います。体内から薬が消失する程度を総クリアランス[※)]（CLtot）と呼びます。大体の薬は肝臓で代謝され薬理活性を失って体外へ消失するか、腎臓で薬理活性を持ったまま体外へ排泄されるか、またはその両方で体内からなくなっていきますから、肝臓で薬理活性を失うクリアランスを肝クリアランス(CLh)、腎臓で薬理活性を持った薬が排泄されるクリアランスを腎クリアランス（CLr）とすると、

$CLtot = CLh + CLr$　という関係式ができます。

※）クリアランス：単位時間当たりに、薬を含む血漿を何L（またはmL）クリアにできるかという用語。

総クリアランスを比率として1とした場合、腎クリアランスCLrは腎排泄寄与率Rrになるので総クリアランスは次のように表現できます。

$$CLtot = CLh + CLr = (1 - Rr) + Rr$$

ここで肝機能は正常で腎機能が低下した患者さんの総クリアランスをCLtot（腎障）、腎機能低下時の腎排泄寄与率をRr(腎障)と表現したときのCLtot(腎障)は

$$CLtot(\text{腎障}) = (1 - Rr) + Rr(\text{腎障})$$

となります。

腎障害時の腎排泄寄与率Rr（腎障）は、健常時の腎排泄寄与率（Rr）に対する腎障害時のCcr（腎障）と健常時のCcr（＝100とする）の比となるので、次のような関係式が成り立ちます。

$$CLtot(\text{腎障}) = (1 - Rr) + Rr(\text{腎障}) = (1 - Rr) + Rr \times \frac{Ccr(\text{腎障})}{100}$$

この式を整理すると、

$$CLtot(\text{腎障}) = 1 - Rr \times \left(1 - \frac{Ccr(\text{腎障})}{100}\right)$$

となります。

健常時のCLtotを1としていたので、補正係数Gは以下のように、腎障害時のCLtot（腎障）と健常時のCLtotの比であることが分かります。

$$\frac{CLtot(\text{腎障})}{CLtot} = 1 - Rr \times \left(1 - \frac{Ccr(\text{腎障})}{100}\right) = G$$

ここまででも腎障害時の投与量が算出できる意味が分かると思いますが、さらに具体的に表現してみましょう。クリアランス（CL）の定義は単位時間当たりに消失する薬を含む血漿量に相当するので、単位時間当たりの消失速度定数をKel、分布容積をVd*）とすると次のような関係があります。

$$CL = Kel \times Vd$$

※）Kel：消失速度定数。単位時間当たりに血中から薬がなくなる比率。

Vd：分布容積。薬を含む体の容量で計算上の値。

従って、補正係数ＧはKelの関係式として次のように書き換えられます（Vdは腎障害時も健常時も一定とします）。

$$G = \frac{\text{CLtot(腎障)}}{\text{CLtot}} = \frac{\text{Kel(腎障)} \cdot \text{Vd}}{\text{Kel} \cdot \text{Vd}} = \frac{\text{Kel(腎障)}}{\text{Kel}} \qquad \text{式①}$$

ここで少し話がそれますが、薬の平均血中濃度（Cave）を考えます。ある一定の間隔で決まった量の薬を服用し続けたとき、薬の血中濃度は上下動しますが、その平均値を求めることができます。その平均血中濃度を求める式を次に紹介します。投与間隔τの間に体から消失した薬物量と同じ薬物量を次の服用時間に服用すると、一定の平均血中濃度が保たれますから、次のような関係式が成り立つはずです。

●投与間隔τ時間に体から消失した薬物量

平均血中濃度×分布容積×消失速度定数×投与間隔
隔＝Cave×Vd×Kel×τ……………………………………Aとする

→(単位時間当たりの消失薬物量)

●投与時間ごとに服用する薬物量

バイオアベイラビリティー×投与量＝F×D……Bとする

τ時間の間に消失した薬物量と投与した薬物量は等しくなりますから、A＝Bが成立します。そこで式を整理すると平均血中濃度は、

$$平均血中濃度(Cave)=\frac{F\cdot D}{Vd\cdot Kel\cdot \tau}$$

となります。

そこで、腎障害時の投与量D（腎障）が、健常時の投与量（D）の平均血中濃度（Cave）と同じになる投与量と考えた時、次のような関係が成り立ちます。

$$平均血中濃度(Cave)=\frac{F\cdot D}{Vd\cdot Kel\cdot \tau}=$$

$$\frac{F\cdot D(腎障)}{Vd\cdot Kel(腎障)\cdot \tau(腎障)}$$

ここでFはバイオアベイラビリティー、Dは健常時の投与量、Vdは分布容積、Kelは健常時の消失速度定数、τは健常時の投与間隔、（腎障）は腎障害時のそれぞれのパラメーターを示します。

この関係式から、健常時も腎障害時も同じ平均血中濃度を維持したいときの投与量と投与間隔の決め方は以下のようになります。

１．投与間隔τを同じにして、１回投与量を調節したいとき

$$\frac{F\cdot D}{Vd\cdot Kel\cdot \tau}=\frac{F\cdot D(\text{腎障})}{Vd\cdot Kel(\text{腎障})\cdot \tau(\text{腎障})}$$

このとき、ＦとVdと各τは同じなので、腎障害時の投与量は次になります。

$$D(\text{腎障})=D\times\frac{Kel(\text{腎障})}{Kel}=D\times G$$ が成立します（式①のＧがここで出てきます）。

２．１回投与量Ｄを同じにして、投与間隔で調節したいとき

$$\frac{F\cdot D}{Vd\cdot Kel\cdot \tau}=\frac{F\cdot D(\text{腎障})}{Vd\cdot Kel(\text{腎障})\cdot \tau(\text{腎障})}$$

このとき、ＦとVdと各Ｄは同じなので、腎障害時の投与間隔は次になります。

$$\tau(\text{腎障})=\tau\times\frac{Kel}{Kel(\text{腎障})}=\tau\times\frac{1}{G}$$ が成立します。

⑤まとめ

以上で補正係数Ｇには意味があり便利な式だと理解できると思いますが、いろいろな条件値を探して計算するのは結構面倒な作業になりますから、前述したように、まずは手っ取り早く添付文書の用法用量にCcr別の用量記載があるかをチェックしましょう。

第９章
薬とは関係のないお話

パスカラニュースでは時折、薬とは全く関係のない私の嗜好的な記事を取り入れることがあります。薬に関する記事にしても個人的な思いがかなり入ってしまいますが、この章の内容はある程度の資料的な根拠はあるものの、他章よりも、さらに私の空想性が強い話になります。

1）人類の進化[141]

①人類と呼ばれている動物はいつ頃発生してきたのか

人類に最も近いとされる類人猿チンパンジーと人類の系統が進化の過程で分かれたのが約700万年前（諸説あり）とされている。そして、チンパンジーは現在生きているわれわれ人類つまりホモ・サピエンスとDNAレベルにおいて１～２％の違いしかない。従って、700万年前付近の人類は体型や容貌もチンパンジーとかなり近かっただろうと想像できる。人類と分類された化石は整理されて23種類（2012年時点）あり、その中で最も古い人類は600～700万年前まで中央アフリカに生存していたサヘラントロプス・チャデンシスである。しかし、身長や脳の容積など詳細な情報が得られているのは450～430万年前まで生存したアルディピテクス・ラミダスで、これを最初の人類とする説もあるようだ。仮説や推論は人類の化石がどれだけ発見されるかによるので、当然、将来的にこれらの説が変わる可能性がある。

②第一次出アフリカ

人類のアフリカでの発生は化石の発見状況から確実で

あるとされている。アフリカ東部で発見されたホモ・エルガスターは今から190〜150万年前まで生存していた人類である。身長や推定体重から見て現代人（ホモ・サピエンス）と似た体形を持つ最初の人類とされている。脳の容積はホモ・サピエンスの半分程度だったが、石器文化を有していた。さらにホモ・エルガスターは人類の中で最初にアフリカを出て、アジアへ進出した人類といわれている（異説あり）。

③アジアの人類

最初にアフリカを出たホモ・エルガスターだったが、アフリカに残ったグループとアジアに進出したグループに分かれた。それぞれの地で、彼らからさらに進化を遂げて出現した人類にホモ・エレクトスがいる。現に彼らの化石はホモ・エルガスターと同様に東アフリカや東アジア、東南アジアで発見されている。彼らは180〜３万年前までの長きにわたって生存しており、ホモ・エレクトスの中には、かつてはジャワ原人や北京原人と呼ばれていた標本も含まれる。身長や体重はホモ・サピエンスとほぼ同じ程度だが、やや細身で、脳の容積はホモ・サピエンスの６〜７割程度だった。

④ヨーロッパの人類

ヨーロッパでのみ化石が発見される人類としてホモ・ネアンデルタレンシスが有名である。彼らは35万年前から２万8000年前まで地球上に生存していた。いわゆるネアンデルタール人である。彼らの身長はホモ・サピエンスより低いものの、頑丈な骨格を持っていた。脳の容積はホモ・サピエンスの９割以上にもなり、むしろ大きい標本すら発見されている。

ヨーロッパにはもともと人類がいなかったので彼らはどこからか移動してきたか、移動してきた人類の進化系になる。現在の説によると彼らはホモ・ハイデルベルゲンシスという人類の進化系とされている。ホモ・ハイデルベルゲンシスは60万年前から20万年前に存在していた人類で、東アフリカとヨーロッパで化石が発見されている。つまりアフリカで発生したホモ・ハイデルベルゲンシスがアフリカを出てヨーロッパへ進出し、その地で進化を遂げてホモ・ネアンデルタレンシスになった可能性がある。また、ホモ・ハイデルベルゲンシス自身はアフリカに残っていたホモ・エレクトスの進化系とされている。

⑤ホモ・サピエンスの登場と出アフリカ

われわれホモ・サピエンスのご先祖様は他の多くの種がそうであるように、20万年前のアフリカで出現した。その起源はアフリカに残っていたホモ・ハイデルベルゲンシスからの進化系である。しばらく（とは言っても10万年以上）アフリカにとどまっていたが、そのうちにアフリカを出て行く集団が出てきた。約８万年前からホモ・サピエンスはアジアやヨーロッパに進出していくが、その頃、アジアにはホモ・エレクトス、ヨーロッパにはホモ・ネアンデルタレンシスが生活をしていた。彼らの間で衝突はなかったのか？　共存共栄は成立していたのか？　そのあたりはよく分かっていないらしい。ただ、ホモ・サピエンスのDNAの中にホモ・ネアンデルタレンシスのDNAの一部が組み込まれていることが化石の分子生物学から分かっているので、少なくともホモ・サピエンスとホモ・ネアンデルタレンシスとの間には交配を通じた関係があったとされる。

前述したようにホモ・サピエンスとチンパンジーとのDNAの同等性は98〜99％あり、ホモ・サピエンス同士の同等性は99.9％以上といわれる。となるとホモ・ネアンデルタレンシスとホモ・サピエンスとのDNAの同等性は99％超えになり、両者の共通項も多かったと想像できる。ちなみにヨーロッパで発見されたクロマニヨン人はホモ・サピエンスの系統だが１万年前に絶滅した。

⑥ホモ・エレクトスとホモ・ネアンデルタレンシスの末路

ホモ・エレクトスは脳の容量の少なさから見て、知能の点でホモ・サピエンスより劣っていたかもしれない。また、ホモ・サピエンスと交配をしていたという証拠もない。なぜ絶滅したかは不明であるが、180万年近い長い歴史が３万年前に急に途絶えてしまった。一方のホモ・ネアンデルタレンシスは現生人類と近い知能を持っていたはずだが、絶滅してしまった。ホモ・エレクトスの絶滅から遅れることわずか２千年後である。そして、人類はホモ・サピエンスただ１種類のみとなった。

⑦進化し続けるホモ・サピエンス

ホモ・サピエンスはさらに地球上を移動し続け、オーストラリアには４万５千年前、北アジアには２万５千年前、当時は地続きだったベーリング地峡を通り北アメリカに渡り、一気に南下し南アメリカ南端にまで達したのは１万５千年前である。地球に出現して間もない頃から、現代であればノーベル賞を取れるような知能やトップ企業で経営手腕を発揮できるような知能を持ったホモ・サピエンスがいたと考える方が自然であろう。その天才たちが当時の劣悪な環境を切り開き、何もなさそうに見える状況から有を見つけ出し、文化を発達させたのだから他種の人類を一掃してしまうのもうなずける。１％未満のDNAの塩基配列の差が、その状況を生み出したと結論付けるのは言い過ぎだろうか？

わずかな期間でホモ・サピエンスは科学を発展させ重い鉄を空や水に浮かべ、さらに宇宙にまで乗り出し、おまけに原子力という禁断の果実までも手に入れてしまった。他の人類と比べると、はるかに短い20万年という歴史の幕を自らの手で引きかねない進化と言えなくもない。

ところで、これまでの人類史の中で見ると数十万年の単位で人類は種の違いとしての進化をしてきている。ホモ・サピエンスを凌《りょう》駕《が》する新人類が今後出現する可能性はゼロではない。人類存続に重大な影響を及ぼす危機的な状況に襲われたときに、人類は進化すると一般にはいわれている。危機的な状況とは自然環境の変化が最たるものだろう。自然環境の変化の中には、大きな気候変動、

図 62　ホモ・エルガスター以降の人類進化

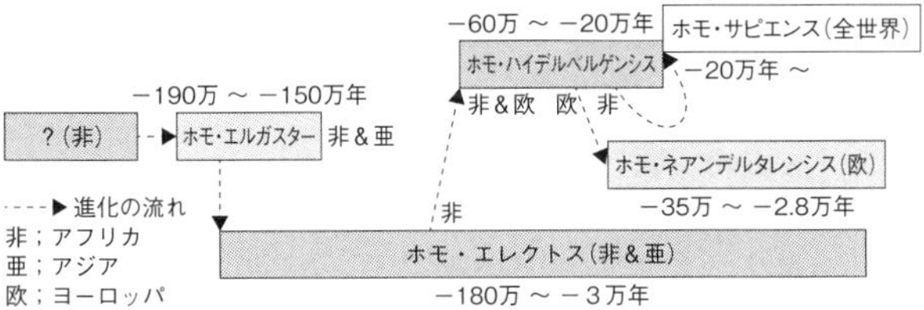

恐竜たちが全滅したような小惑星衝突に伴う環境の大異変、そしてこの文章を書いている時点で世界的大流行を見せているCOVID-19を凌駕するような殺人ウイルスの発生などが含まれる。それらの環境変化に耐え得る新人類は、当然ホモ・サピエンスの中から突然変異と淘汰の結果として産まれてくるはずだ。そして、彼らが集団化したときにはホモ・サピエンスは絶滅の危機にさらされることを人類史は証明している。ひょっとしたら今あなたの隣にいる人が真の意味での新人類かもしれない。ホモ・サピエンスの進化系とは一体どのような姿なのだろうか？

２）日本の歴史始め[215)]

これまでに多くの人たちが古代の日本の歴史分野の研究に関わり王道の説や突拍子もない新説や珍説が発表されているが、なにせ大昔の話で物証となる遺跡や遺物が発掘されない限り何も証明されない分野である。だからこそ誰もが珍説を出せる楽しい分野だ。で、私も自由に大昔に思いをはせてみたい。

☛以下に出てくるSとOはカルテや薬歴に記載する手法SOAPの表現になります（AとPは略)。

①S（主観的情報）：古事記と日本書紀

日本国の歴史書としてよく知られているのは古事記と日本書紀で（併せて記紀と呼ばれている)、それぞれ西暦712年と720年の完成である。古事記は日本国内向けの支配者（天皇）の正当性を記したものであり、日本書紀は海外（特に中国）向けの国書としての歴史書の位置付けになる。古事記以前にも書物は存在しており、引用例に「一書に曰く」とされているように多くの他の歴史書の存在が示唆されているが、残念ながら現存していない。この背景には当時の支配階級である天皇が自分たちに不都合な記録を抹消して自分たちに都合の良い文書（記紀）だけを残した可能性が指摘されている。

結局、日本の古代の歴史を知るには「記紀」に頼らざるを得ないが、西暦年号との一致性を認める古い記事でいうと聖徳太子（厩戸皇子）などが活躍した西暦593年ごろとか、さらにさかのぼり西暦527年、近畿地方に拠点を置いていた継体天皇の軍が朝鮮半島へ出兵するのを九州で筑紫君磐《ツクシノキミイワ》井《イ》が阻止して起きた磐井の乱の戦いまでだろうか。

さらに実在すら疑わしいとされるが、逆算して西暦の分かる最も古い記録はカムヤマトイワレビコノミコト（後の初代天皇の神武天皇）が九州宮崎県の高千穂から奈良県の大和地方へと侵略を開始し、少なくとも16年以上の歳月（日本書紀では７年）をかけて移動して奈良県大和地方を征服した東征の記録である。なぜ、奈良県大和地方を目的地としたのか？　そこには既に日本を平定するのに十分な権力の存在があり、それを奪い取れば日本を平定したことになったのか？　いろいろと分からないことだらけであるが、その地を治めた紀元前660年に、カムヤマトイワレビコノミコトは正式に初代天皇、神武天皇として即位した。正確な年はともかく、大和の地から天皇家の歴史が開始されたのは間違いないだろう。

②O（客観的情報）：魏志倭人伝

中国の歴史書は客観性からいうと日本書紀よりも格段に上と思われる（一方で、倭人伝自体が中国側の主観が入った書であり、客観性を疑わせる説もある）。最初に日本の記述が現れるのは魏志倭人伝である。日本という名前は当時まだ使われておらず、倭国《ワコク》と呼ばれていた。当時というのは紀元前１世紀ごろなので例えば紀元前50年前後とする。そのとき、倭国は100余りの国に分かれていたという。「倭」という漢字は従順なという意味なので、100もある倭のどこかの国が中国に従順な態度を示していたのであろう。すると地理的に中国に一番近い九州の北部にある最も力のある国が中国と親密に国交をしていた、とどうしても考えてしまう。ちなみに「倭」の読みは漢和辞典では「イ（ヰ）」と出てくるが中国語読みで「wei」または「wo」である。最後の「wo」音が、昔中国が日本を呼んだ音で、ウォがワに聞こえて、今でも古代日本を「ワコク」と呼んでいるのだろう。

神武天皇が東征して奈良県大和地方を平定した紀元前660年が真実だとすると、そこから600年後には日本は100余りの国に分裂していたことになり、神武天皇の子孫の天皇家の勢力は大和地方に限定されており中国との国交は一番遠い存在であった可能性がありそうだ。

西暦147年ごろに倭国は大いに乱れたという。その後の西暦189年ごろに邪馬台国の卑弥呼が倭の連合国家の元首として現れる。邪馬台国の位置については現在でもいろいろな説があり確定していないといってよいだろう。奈良県大和説が有力とされるが、北九州説も捨てがたい。その他だという学者もいる。これらの論争の決着も決定的な遺跡かタイムマシーンが発明されない限り、真実の解明は困難である。やはり楽しい議論が続く分野だ。

やがて卑弥呼も死を迎えて男の王を立てるが国が再び乱れたため、西暦266年には卑弥呼と同族の娘、壱与《イヨ》「一説に臺与《トヨ》」が13歳で連合王国の元首となって、ようやく国内の乱れも収まる。中国との関係は良好で、卑弥呼の時代から壱与の時代まで中国とのやりとりは常になされていた。

③中国資料と日本書紀に共通点はあるのか

日本書紀の記録を逆算すると西暦200年に神功皇后が朝鮮に出兵をしている。時期的には卑弥呼が現れた時期（189年）とほぼ一致するので女王卑弥呼を神功皇后と見なす説もあるが、卑弥呼の弟王や後継者壱与に相当する人物が大和朝廷の皇族にいないなど謎が多いため、別の組織（王朝）と見た方が合理的かもしれない。２～３世紀ごろは日本国という統一国家はまだ存在せず、いくつかの国が群雄割拠していた時代で、卑弥呼の邪馬台国グループ（倭）は北九州を中心にして主に中国との交易を重視し、大和朝廷の天皇家グループは強大な豪族の一つとして朝鮮半島への関わりに重点を置いていたのではないだろうか。中国側資料によると西暦266年から中国と倭国とのつながりを示す記事はなくなり、次に現れるのは147年後になるが、西暦404年までに倭は朝鮮半島へ出兵し朝鮮に関与している。

その後、西暦421年から西暦479年にかけて中国の歴史書の中に再び倭の記事が出てくるが、それは中国に使いを出してきた倭国の五王の名前で年代順に並べると讃→珍→済→興→武となる。

いずれも一文字名なので、中国側が倭の国王に対して中国名を与えてそれらを記録したと思われる。この名も日本の天皇の誰に相当するのかといろいろと議論が分かれているが、正確な対応は不明である。おそらく大和朝廷以外の中国と位置的に近い、北九州を中心とした強大な勢力の豪族か王朝の王の名前ではないだろうか。

以上の話は実は古田武彦氏の著書「失われた九州王朝」（昭和60年）からの引用改変で、彼は「卑弥呼からつながる九州王朝と神武天皇からつながる大和朝廷の大きな二つの勢力が日本に存在していた」と考えるのが合理的であるという理論を展開した。そして「盗まれた神話」（昭和60年）では九州王朝の業績を、あたかも大和朝廷が行った業績のように「記紀」に組み込まれていると述べているが、いずれも彼の説を裏付ける物的証拠が何もない。いわゆる状況証拠のみである。やはり夢を与えてくれる楽しい分野である。

西暦527年に磐井の乱があったと先に書いた。日本書紀に筑紫君《つくしのきみ》と書かれている磐井という人物が起こした大和朝廷に対する反乱である。君とは「人を治める」という意味のある漢字で王と解釈してよいだろう。つまり磐井は筑紫王国（北九州))国王だった。倭の五王が筑紫王国の先帝たちであったかは分からないが、そうだとして最後の「武」王が中国と通じていた頃の強大な勢力は半世紀近くたつと失われ始め、東から来たさらに強大な勢力の大和朝廷の前に屈してしまった。そして、そのとき、大和朝廷は真に日本を統一したのだろう。聖徳太子が活躍するのはそのわずか約70年後である。

④その他の情報

（1）日本という国名：倭国から日本国と呼び名が代わったのは西暦701年の大宝律令あたりだといわれているが、はっきりとは分かっていない。日本は中国にとって日が出てくる方向の国、東の国という意味合いだったともいわれている。「日出る処の天子から……」というフレーズは有名だ。

（2）天皇の祖先：カムヤマトイワレビコノミコト（後の神武天皇）が高千穂で東征を開始する際の会議で、「天祖ニニギが天降って179万2470余年たつ……」と発言している。私はこの約180万年という歳月自体があり得ない数値だと思っていたが、パスカラニュース141号の人類史をふと思い出した。

日本列島は２万年前までは大陸と地続きであった。アフリカで約20万年前に誕生したわれわれホモ・サピエンスは10万年以上をアフリカで過ごしてから、アフリカを出て世界各地へと移動を開始する。日本の近くには２万５千年前に来ており、彼らは当時地続きだった日本に十分に到達している。しかしニニギは180万年前に存在していた人物なので、ホモ・サピエンスではあり得ない。一方、３万年前に絶滅した人類の一つホモ・エレクトスは、約180万年前にホモ・エルガスターからアフリカとアジアで進化して誕生した。この年代はニニギが存在した180万年前とよく一致する。

つまり天祖ニニギは現代では絶滅した人類ホモ・エレクトスになる。ホモ・エレクトスには北京原人とかジャワ原人等のアジア系も含まれる。ホモ・サピエンスとホモ・ネアンデルタレンシスとの交配は確認されているが、ホモ・サピエンスとホモ・エレクトスは交配の形跡がない。しかし、意外なことに天皇家は、ホモ・サピエンスとホモ・エレクトスとホモ・ネアンデルタレンシスの３種交配の珍しい末裔なのかもしれない。それが、なぜ天皇家が気の遠くなるような歴史を持っているのかを知る鍵になるかもしれない？

表 33　日本の歴史始めの参考年表

年代	中国の歴史書	古事記・日本書紀	備考
BC180万年		ニニギ命の天孫降臨（高千穂）	ホモ・エレクトス誕生（アジア）
BC35万年			ホモ・ネアンデルタレンシス誕生
BC20万年 BC８万年			ホモ・サピエンス誕生（アフリカ） ホモ・サピエンス出アフリカ→世界各地
BC2.6万年 BC2.4万年			ホモ・エレクトス絶滅 ホモ・ネアンデルタレンシス絶滅 そして人類はホモ・サピエンスのみに
BC667年		後の神武天皇が東征開始	宮崎県高千穂から奈良県大和へ
BC660年		神武天皇、大和にて即位	大和朝廷の初代天皇誕生
BC50年ごろ	倭国100余国あり		中国では日本全体を倭国としていた。
AC147年	倭国、大いに乱れる		
189年	邪馬台国に女王卑弥呼誕生		男王（弟）と二人体制で統治。連合国家の首長的立場
200年		神功皇后が朝鮮出兵	卑弥呼の可能性があるが矛盾が多い
？年	卑弥呼死後、倭国乱れる		連合国家ゆえの乱れらしい
266年	壱与が女王となり倭国安定へ		大和朝廷には対応する女帝なし
	100年近く倭の新たな記録なし		

年代	中国の歴史書	古事記・日本書紀	備考
369年	倭が南朝鮮へ出兵		この頃より倭国の朝鮮半島へ干渉が多くなる。この倭は倭国のどの国なのだろう？
404年	倭が高句麗へ出兵		
421年	倭王讃の記載（宋）		当時の大和朝廷の天皇との当てはめがあるも矛盾も多い。 中国側資料に該当する大和朝廷の天皇がいないため、この倭王は大和朝廷とは別の王朝の王ともいわれている。
438年	倭王珍の記載（宋）		
443年	倭王済の記載（宋）		
462年	倭王興の記載（宋）		
479年	倭王武の記載（宋）		
527年		筑紫君磐井の乱（磐井敗北）	九州で大和朝廷軍との戦い
538年		仏 教 伝 来（552年説あり）	
593年		聖徳太子が摂政となる	
607年		小野妹子　　遣隋使	法隆寺創建
630年		犬上御田鍬　遣唐使	
663年		白村江の戦い（朝鮮半島にて）	倭軍が唐軍に敗れ朝鮮利権放棄
701年		大宝律令	この頃、日本国名を使いだす
712年		古事記できる	当時、魏志倭人伝は日本にも伝わっていたはずだが卑弥呼が記紀に反映されていないという謎がある。
720年		日本書紀できる	

※医療関係者にとって、戦争はけが人を出し、死者を出す最悪の存在ですが、戦争は古代から現在に至るまで世界のどこかで続いています。戦争が科学や医学を発展させたかのような話もありますが、果たしてそう解釈してよいのでしょうか？　幸いにして日本国内での日本人同士の大きな戦争は明治時代の西南戦争付近からないようですが。

おわりに

はじめにも書きましたが、すべての薬は良い作用と悪い作用を持っています。生活習慣を改善すればよいレベルの病気であれば、なるべく薬を利用しない方が体のためには良いでしょう。しかし、一定のレベルを超えてしまった病気の場合は、どうしても薬の力を借りなければなりません。悪い作用を副作用と呼びますが、副作用を怖がって薬を避けていると本来の病気の怖さに直面してしまうことがあります。

医師は、患者さんのために病気を治す一つの手段として副作用に配慮しながら薬を利用します。そして薬剤師は医師が処方された薬を患者さんに提供する際に、さまざまな薬に関する情報提供や副作用を起こさないように正しく薬が利用されているかを確認しているはずです。

本書は私が保険薬局薬剤師の勉強会で出た話題を基にして作ったPAS kara News（パスカラニュース）をまとめて、薬をどう見ればよいかを考えるための薬剤師への問題提起型になっていますので、一般の方々が読むには専門的過ぎるとの助言も頂いていますが、薬剤師が普段どのような思考回路で薬を考えているかの一端を知っていただいてもよいかとも思います。

薬を安全に安心して利用するためにも、疑問に思った際には大いに薬剤師を利用してもらいたいと思います。また医師が処方される薬ばかりでなく、大衆薬とも呼ばれる一般用医薬品や健康食品についても疑問な点があれば薬剤師に相談してください。

最後に本書を出版するにあたり、読みにくい文章を読みやすく編集・校正をしていただいた株式会社幻冬舎ルネッサンス新社の中村朝子様、立澤亜紀子様をはじめとする編集部スタッフのみなさまに感謝いたします。

2021年７月

足立博一

【参考資料】

1.カッツング薬理学 原著９版、丸善出版、2005年
2.グッドマン・ギルマン薬理書（第11版）、廣川書店、2007年
3.ラング・デール薬理学 原書８版、丸善出版、2018年
4.山本雄一郎著：薬局で使える実践薬学、日経BP社、2017年
5.ガイトン生理学原著第13版、エルゼビア・ジャパン、2018年
6.竹内昭博著：新生理学、日本医事新報社、2010年
7.キャンベル・ファーレル生化学 第４版、廣川書店、2006年
8.日本呼吸器学会編集：COPD診断と治療のためのガイドライン、メディカルレビュー社、2018年
9.日本循環器学会等編集：2020年改訂版 不整脈薬物治療ガイドライン
10.加藤明彦編著：今さら訊けない！がん支持療法Ｑ＆Ａ、中外医学社、2018年
11.加藤基浩著：はじめての薬物速度論、南山堂、2008年
12.菅野彊著：わかる臨床薬物動態理論の応用、医薬ジャーナル社、2001年
13.菅野彊ら著：患者とくすりがみえる薬局薬物動態学、南山堂、2008年
14.山村重雄ら著：添付文書がちゃんと読める薬物動態学、じほう、2016年
15.菅野彊ら著：絶対使える！臨床検査値、南山堂、2014年
16.木村聡監・編：臨床検査値ハンドブック 第３版、2017年
17.平田純生ら監修：腎機能別薬剤投与量POCKET BOOK第２版、じほう、2018年
18.平田純生：富山県病院薬剤師会講演会「腎臓病患者の薬物適正使用」、2014年
19.日本腎臓病薬物療法学会編：腎臓病薬物療法専門・認定薬剤師テキスト、じほう、2016年
20.八田告監修：ここが知りたかった腎機能チェック、南江堂、2016年

21.菅野彊著：どんぐり式 薬局副作用学のススメ「まず疑え」から始めよ、日経BP社、2013年
22.宇野勝次著：薬剤過敏症、南山堂、2016年
23.三田村秀雄講演：「変わった！超高齢社会におけるAF患者への抗血栓療法」、2017年
24.長尾和宏ら著：認知症の薬をやめると認知症がよくなる人がいるって本当ですか？、現代書林、2015年
25.河野和彦著：コウノメソッド2016、2016年
26.菅野彊著：薬剤師のための添付文書の読み方10の鉄則、アドバンス・クリエイト、2004年
27.菅野彊講演：富山県私的研修会資料、2015年
28.菅野彊講演：富山県女性薬剤師会特別研修会資料、2018年
29.山村重雄ら著：添付文書がちゃんと読める統計学、じほう、2015年
30.小林賢ら編：わかりやすい薬学系の統計学入門、講談社、2015年
31.寺澤捷年著：症例から学ぶ和漢診療学第1版～第3版、医学書院、2012年
32.寺澤捷年著：和漢診療学 あたらしい漢方、岩波書店、2015年
33.水野瑞夫監修：日本薬草全書、新日本法規、1995年
34.山本巖ら著：中医処方解説、医歯薬出版株式会社、2007年
35.永田郁夫ら著：スキルアップのための漢方薬の服薬指導 改訂2版、南山堂、2006年
36.三潴忠道著：はじめての漢方診療症例演習、医学書院、2011年
37.森由雄著：神農本草経解説、源草社、2013年
38.柴原直利ら監修：漢方医学の基礎理論と臨床DVD、医学映像教育センター、2007年
39.厚生労働省：後発医薬品の生物学的同等性試験ガイドライン改訂版、2012年
40.足立博一ら：ジェネリック医薬品切り替え採用における評価方法について「メシル酸ナファモスタット製剤」、日病薬誌、42、225-228、2006
41.足立博一ら：後発医薬品（内服薬）への切り替え評価方法につ

いて、第40回北陸信越薬剤師学術大会（新潟）、ポスターセッション、2007
42.有機合成化学協会編集：トップドラッグから学ぶ創薬化学、東京化学同人、2016年
43.各薬剤の添付文書ならびにインタビューフォーム
44.佐藤忠著：実践理系の数学、日本英語教育協会、1973年
45.アリス・ロバーツ編著：人類の進化大図鑑、河出書房新社、2012年
46.アイザック・アシモフ著：人間への長い道のり、早川書房、1991年
47.更科功著：化石の分子生物学、講談社現代新書、2012年
48.加唐亜紀著：ビジュアルワイド 図解 古事記・日本書紀、西東社、2017年
49.児玉幸多編：日本史年表・地図、吉川弘文館、2004年
50.古田武彦著：失われた九州王朝、角川文庫、1985年
51.渡邉義浩著：魏志倭人伝の謎を解く、中公新書、2012年
52.小川環樹ら編：角川新字源、角川書店、1994年
その他、適宜各項目に参考資料を掲載

著者略歴

足立 博一（あだち ひろかず）

1954年大阪府池田市生まれ。薬剤師。1978年金沢大学薬学部製薬化学科卒。1980年金沢大学薬学部修士課程修了。1980年富山医科薬科大学（現富山大学）附属病院薬剤部入職。1992年同大学薬学博士号取得。1994年サンウッド薬局入職。1997年富山協立病院薬剤科入職。2002年ふれあい薬局入職。2005年有限会社あだちPAS企画設立、現在に至る。2020年現在、富山大学薬学部非常勤務講師兼任。
趣味：気ままな山歩きと写真撮影。

幻冬舎ルネッサンス新書　232

知《し》って納得《なっとく》！　薬《くすり》のおはなし

2021年7月28日　第1刷発行

著　者　　足立博一
発行人　　久保田貴幸

発行元　　株式会社 幻冬舎メディアコンサルティング
〒151-0051　東京都渋谷区千駄ヶ谷4-9-7
電話　03-5411-6440（編集）

発売元　　株式会社 幻冬舎
〒151-0051　東京都渋谷区千駄ヶ谷4-9-7
電話　03-5411-6222（営業）

ブックデザイン　田島照久
印刷・製本　　中央精版印刷株式会社

検印廃止

ISBN 978-4-344-93476-4　C0247
幻冬舎メディアコンサルティングHP
http://www.gentosha-mc.com/